Wolfgang Bankowsky

Der schnaubende Wolf

COPD

Täglicher Kampf, Erkenntnisse und Tipps eines Betroffenen

Autor: Wolfgang Bankowsky
Umschlaggestaltung, Illustration: Martin Reichl
Lektorat, Korrektorat: Johanna Ursprunger

ISBN:
978-3-99057-796-7 (Paperback)
978-3-99057-797-4 (Hardcover)

Verlag: Buchschmiede von Dataform Media GmbH, Wien

Printed in Austria

Warum ich dieses Buch geschrieben habe

Vor zehn Jahren erhielt ich die Diagnose COPD, die sich bald in der höchsten Stufe 4 äußerte. Anfangs ging ich damit fast nachlässig um, bis mir die Krankheit zeigte, wer hier der Chef ist, und dass ich so nicht weiterleben könne. Ich erklärte die COPD zu meiner Freundin, um sie besser aushorchen zu können. Und ich begann, Maßnahmen zu ergreifen.

Das Buch schildert, wie ich nach und nach Erkenntnisse gewann, die sich als hilfreich herausstellten. Ihr Wirkungsgrad erhöhte sich immer mehr, die Erleichterungen wuchsen – und ich beschloss, andere COPD-Erkrankte daran teilhaben zu lassen. Es wurden Ratschläge, die freilich nicht alle auf jeden Patienten zutreffen können.

Zu individuell äußert sich die COPD bei den Betroffenen. Andererseits soll dieser Ratgeber zumindest zeigen, dass sich jede Art von Kampf gegen die COPD lohnt. Genauso wie die Demut, mit der man ihr begegnet.

Meine Faustregel: Kleine Etappensiege können große Wirkungen erzielen, wenn die Etappen mit Geduld bestritten und die Ärzte des Vertrauens darin eingebunden werden. Ohne den Vertrauensarzt, die Vertrauensärztin, geht es nicht.

Vielleicht finden Sie im Buch Anregungen, die sie selbst noch nicht erfahren oder für sich entdeckt bzw. versucht haben. Vielleicht sind Sie noch nicht so offen an die Ärzte herangetreten. Seien Sie gegenüber den Ärzten so offensiv, wie sich Ihre COPD Ihnen gegenüber stets offensiv gibt. Seien sie nicht leise und finden Sie sich nicht einfach mit der Krankheit ab. COPD-Kranke neigen leicht zu Depressionen. Kein Wunder, wenn einem immer wieder die Luft wegbleibt. Steuern Sie dagegen, indem Sie Zuversicht und Lebensfreude an den Tag legen und danach leben. Die Grundvoraussetzungen dafür sind körperliche und geistige Beweglichkeit. Sie müssen im Leben am Ball bleiben. Steigen Sie ein in dieses Buch – und lassen Sie mich wissen, ob sie Vorteile daraus ziehen konnten.

Der „schnaubende Wolf"

Kontakt: wolfgang@bankowsky.at

Dieses Buch widmet der „schnaubende Wolf"
seiner lieben Frau Annemarie,
der Familie Ursprunger aus Linz

und den guten, verständnisvollen und hilfreichen Freunden

Dr. Barbara Spieß aus Lenggries/Bayern
Günter und Annemarie Mudrynetz aus Itter/Tirol
Ingrid Bauer und Siegfried Fischer aus Villach/Kärnten
Martina Riedl, Direktorin im Hotel Miramar in Opatija (HR)

sowie allen Betroffenen, die an dieser heimtückischen Krankheit
leiden und auf Besserung hoffen.

Der „Schnaubende Wolf“ und sein Dank

- an meinen Hausarzt Dr. Wolfgang Gunnesch (Linz/Donau)
- an meinen Lungenfacharzt Dr. Wolfgang Höller (Linz/Donau)
- an meine Wahlärztin Dr. Renate Thiele (Leonding bei Linz)
- an die Primarärzte Dr. Herwig Schinko und Dr. Bernhard Lamprecht (Linzer Kepler Universitätsklinikum Med Campus III)
- an meine Akupunkt-Therapeutin Mag. Sonja Mayrhofer (Linz)
- Besonderer Dank an meine privat gut befreundete Ärztin Dr. Barbara Spieß (Lenggries/Bayern)

(Diese großartigen Mediziner behandeln und beraten, bremsen und motivieren mich. Sie sorgen für ein breites Spektrum kompetenter und hilfreicher Meinungen und informieren mich über Neuheiten für meinen Kampf gegen die COPD.)

Nicht zuletzt auch ein Dankeschön an meine Dienstgeber, dem Familienunternehmen Schachermayer in Linz und dem ORF Oberösterreich in Linz, wo ich als freier Mitarbeiter mehr als 20 Jahre im Einsatz war.

INHALTSVERZEICHNIS

1 - Der Mann in allen Gassen

Kreativ, umtriebig, neugierig, weltoffen, mitteilsam - das war und bin ich immer gewesen. Es war daher naheliegend, in den Bereichen Werbetext, Public Relations und Journalismus mein Glück im Beruf zu suchen. Um Erlaubnis zu fragen, sah ich immer als hinderlich an, lieber nahm ich die Projekte mit Enthusiasmus und ungefragt in Angriff, um mich – sollte es erforderlich sein – im Nachhinein zu entschuldigen. Aber da hatte ich ja längst, was ich wollte und kosmetische Korrekturen waren - wenn erforderlich - leicht zu erbringen.

Mein Leben wurde zur Hochschaubahn und ich liebte es. An nicht allen, aber vielen Fronten war ich zu finden, machte mir daraus meinen Reim, textete, beschrieb, gestaltete und setzte um – mit Erfolgen, die sich Schritt für Schritt einstellten und mein persönliches Leistungsportfolio steigerten. Ich kam zu vielen „Kreuzungen", die meine Entscheidung verlangten, einen der sich nun bietenden Wege einzuschlagen. Ich nahm oft mehrere dieser Wege.
Zum Texten kamen Artikel für die Medien, in der Folge von Moderationen und damit die verbale Umsetzung des Geschriebenen vor Publikum. Zur Moderation kam die Ansage in immer größeren Foren, in Stadien und Messe- oder Sporthallen vor bis zu 20.000 und mehr Zuschauern. Schlussendlich ging auch die Tür zum Radio – dem größten Forum – auf, mit der Herausforderung, das Publikum in großer Zahl „dabei" zu wissen, es aber nicht zu sehen. Sogar die TV-Arbeit wurde zu meinem Metier. Ich entwickelte mich zum „Hans Dampf in allen Gassen" und verdiente gutes Geld. Ich war gefragt und ging meinen Weg von Projekt zu

Projekt. Nichts schien mich zu bremsen. Auch nicht der Alkohol und das Nikotin, das mich permanent begleiten sollte. An alles dachte ich, nur nicht an meine Gesundheit.

2 -Atemlos - und meine Ignoranz nach der Diagnose COPD

Atemlos zog ich meine Register und spielte auf der Orgel kreativer Vielseitigkeit. Über 50 und gefragt surfte ich scheinbar am Zenit meines Berufs. Ein schönes Gefühl, das ich voll auszukosten verstand. Bis zu jenem Tag, an dem sich mein Leben ändern sollte.

Atemlos - das war in diesen Jahren ein für mich positiv besetzter Begriff. Bis mir an mir selbst aufgefallen war, dass mir ab und zu tatsächlich die Luft wegblieb und ich beinahe atemlos war. Anfangs war dies der Fall, wenn ich zu diesem und jenem Termin hetzte. Ich maß dem noch keine besondere Bedeutung bei. Verkühlt war ich öfter, begleitet von Husten und Schnupfen.

Ich gewöhnte mir das Rauchen ab. Dazu musste ich nur den berühmten Schalter im Kopf umlegen und mit meiner Willensstärke war das nicht schwer. Ich wählte bewusst keinen Anlass-Tag wie Silvester oder den Geburtstag. Ich hatte den Gedanken und daraus ein Ziel geformt, schmiss die Zigarettenschachtel weg und startete mit der Rauch-Entwöhnung. Ich versagte mir den Alkohol und bemerkte, dass ohne die geistlichen Genüsse auch das Verlangen nach Nikotin rückläufig war. Mein Gott, war ich stolz auf mich.

Aber die Atembehinderungen blieben. Bewusster wurde mir dies dann, als ich mir seit einem Jahr das Rauchen abgewöhnt hatte, aber keine Besserung verspürte, wenn ich etwa aus einer Tiefgarage auf Straßenniveau wollte oder ich in ein Obergeschoss musste und der Lift gerade ausgefallen war. Ich war just in jenen Augenblicken zu kurzen Atempausen gezwungen, wenn ich dies partout nicht wollte oder aus

Termingründen nicht brauchen konnte. Ich musste atemtechnisch kompensieren, wenn ich etwa einem Interviewpartner hinterher lief. Das artete schon mal in „völlig außer Atem kommen“ aus. Mein dann hinzugezogener Hausarzt, den ich im Rahmen seltener Besuche bei kleinen Wehwehchen konsultierte, überwies mich zum Lungenfacharzt. Die dortige Untersuchung mit Spirometrie endete mit einer Diagnose: COPD. Davon hatte ich noch nie gehört. Der Lungenfacharzt der ersten Stunde, Dr. Wolfgang Höller, erklärte: „Sie haben chronisch obstruktive Bronchitis.“

Und ich machte den ersten großen Fehler, indem ich meinem Kopf gestattete, sich nur das Wort „Bronchitis“ einzuprägen. Das Wort „chronisch“ ignorierte ich.

Entgegen meiner beruflichen Gewohnheiten, mich in Themen einzulesen, mich exakt damit zu beschäftigen, eine perfekte Vorbereitung zu gestalten und in professionelle Umsetzung zu gießen, ging ich mit meiner eigenen Diagnose mehr als oberflächlich um. Meine Bronchitis war wohl ein wenig schwerer und tiefer gehend, aber daran könne man arbeiten, das sei schnell wieder im Lot. Die verordneten Tabletten und das Medikament zum Inhalieren zeigten ja rasch Wirkung und unterstützten meinen Irrglauben. Ich bekam wieder Luft - besser gesagt - ausreichend Luft. So machte ich im bisherigen rasanten Trott weiter...

Ich hatte jedoch meine Rechnung ohne diesen neuen Wirt in meinem Körper gemacht. Der hatte sich vor längerer Zeit bei mir eingeschlichen und unmerkbar sein Werk begonnen. Als ich die Auswirkungen ernsthaft zu spüren begann, war die Sache längst irreparabel geworden.

Das spürte ich erst, als ich mich wegen der fehlenden langzeitlichen Besserung nochmals an den Lungenfacharzt wandte. Nach der Spirometrie öffnete er mir die Augen und versetzte mich mit dem Nachdruck seiner Äußerungen in einen Zustand, der endlich die Alarmglocken in mir läuten ließ und in Respekt mündete, den ich nun vor der Krankheit empfand.

Ich las mich in die Thematik ein. Von „Spirometrie“ war die Rede. Ich suchte und fand auch Erklärungen, wie sie hier begreifbar beschrieben sind. Diese Unterlage speicherte ich damals in meinen Laptop. **Ratgeber: Spirometrie im rückwärtigen Teil des Buches**

3 – Die Erkenntnis und die Reaktion

- Umstellung des Lebens • Zigaretten verbannt • Die Medikamente im fixen Zeitfenster standen nun täglich streng dosiert am Plan

Endlich las ich mich also in diese Thematik ein und fand bald bestätigt, was mein Lungenfacharzt schon beim ersten Gespräch erwähnt hatte, dass nämlich diese chronische Erkrankung unheilbar ist.

Ab sofort war mir klar, dass ich nun die Qualität meiner beruflichen Ausdauer auch für „meine COPD" einsetzen und mich mit ihr arrangieren musste. Ich war es Gott sei Dank gewohnt, an verschiedenen Projekten gleichzeitig zu arbeiten, also räumte ich ihr Platz in meinen Plänen ein. Sie zeigte sich freilich dafür undankbar und wurde mir lästig. Ehrlich gesagt: Ich konnte sie nicht brauchen.

Die COPD belegte fortan eine eigene Nische in meinem Tagewerk. Jeden Morgen und Abend stand die Einnahme bzw. Inhalation von Medikamenten auf dem Programm. Morgens inhalierte ich Seretide Forte und das Langzeitmittel Spiriva, am Abend nur noch Seretide. (Das ist übrigens bis heute so.) Dazu kommen die verordneten Tabletten Respicur.

Wie ich bald darauf feststellen sollte, belegte die COPD eine meiner großen Nischen, die erhöhter Aufmerksamkeit bedurfte. Die Zigaretten waren längst in die Verbannung geschickt. Der Alkohol wegen der Medikamente ebenfalls.

Ein neues Leben mit geänderten Voraussetzungen zeichnete sich für mich ab. Ich musste alte Gewohnheiten stornieren oder umschichten und mit den neuen Gegebenheiten fertig werden.

Es gelang mir sogar, diesen neuen Parametern Positives abzugewinnen. Immer ein klarer Kopf war ja wichtig, er verbesserte die Basis des ohnedies angeschlagenen Gesundheitszustandes.

Der Begriff „atemlos“ wandelte sich in meiner Beurteilung von einer positiven in eine „respektierte“ Begleiterscheinung. Respekt - ja genau, das war das Schlüsselwort. Das Wort „negativ“ ließ ich erst gar nicht in diesem Zusammenhang in meinen Kopf.

Bis mir ein guter Freund einen neuen „Spitznamen“ verpasste, der treffender nicht sein konnte: „Der schnaubende Wolf“.

Wir hatten bei einer Skiabfahrt in den Kärntner Nockbergen abgeschwungen. Er stand locker da, ich kämpfte mit meiner Luft, ich war auf diesem steilen Hang tatsächlich der schnaubende Wolf. Ja, es war eine Bezeichnung, die mich anhand der bisherigen negativen Erfahrungen mit der COPD dort auf der Piste immerhin und erstmals lächeln ließ. Erstmals nahm ich also meine COPD lächelnd zur Kenntnis.

Und ich lernte meine erste Lektion bei sportlicher Aktivität. Ich war zwar ein guter Skifahrer, jedoch musste ich nun „vorausschauend“ fahren. So, dass ich jederzeit und in jedem Gelände abschwingen konnte, um eine Rast einzulegen. Spürte ich die aufkommende Atemschwierigkeit, war es für ein Reagieren und Abschwingen vielleicht zu spät. Es könnte mir dafür die Kraft fehlen.

Die Sauerstoffsättigung in hochalpinem Gelände war mir da aber noch ein Fremdwort. Intuitiv tat ich aber wohl das Richtige.

Meine flotte Fahrweise schränkte ich ein. Da meine Frau als fortgeschrittene Anfängerin langsam und vorsichtig fuhr, spielte ich für sie nun den spurenden Skilehrer. Siehe da, ich hatte meine Formel gefunden und meine Frau freute sich. Sie machte Fortschritte, ich hatte meinen dosierten Skigenuss, vermied Sturzgefahr und blieb wohlweislich vor dem Einsetzen von Atemnot stehen, um eine Rast einzulegen. Zu meiner Frau sagte ich: „Raste Dich ein wenig aus.“ Ich habe es ehrlich gesagt eigentlich zu mir selbst gesagt...

Ich begann nachzudenken. Im Solebecken des Hotels nach dem Skifahren kam ich zur Erkenntnis, dass ich nach den positiven Erfahrungen meiner Umstellung beim Skifahren diese Krankheit aus meiner inneren Nische herausholen und sie zu meiner Freundin erheben musste, um ihren Charakter und ihre Finten besser studieren zu können und mit ihr nach dem soeben gelernten Muster auf der Piste besser fertig zu werden.

Dass das Solebecken später eine gesuchte Therapiemaßnahme werden sollte, wusste ich freilich damals auch noch nicht. Im Laufe meiner eigentlich ständig gemachten COPD-Recherchen kam ich aber bald auf den Nutzen von Solebecken, weshalb ich später alle Solebäder und Gradierwerke in meiner Umgebung ausfindig machen sollte. Die Urlaubsplanung richtete sich bald auch danach. Aber dazu später.

4 - Der Start zum Wettbewerb mit „meiner COPD“

- „Meine Freundin COPD“ kann ich besser ausloten • Vorausschauende Planung jeder Tätigkeit • Aus Rückschlägen Vorteile ziehen

Mein Verhältnis zu meiner neuen „Freundin COPD“ befand sich damals in der Anfangsphase. Es sollte sich im Nachhinein betrachtet als richtig erweisen. Ich machte sie erst einmal zur Freundin. Nicht zur besten, aber zu jener, die mich dominant, weil täglich mehrmals, zu beschäftigen vermochte. Ich musste Antworten für sie finden. Es war bisher ein sehr einseitiges Verhältnis, dass ich sie täglich verfluchte. Es ließ mich aber am Ende des Tages auch immer wieder den, wenn auch medikamentösen, Konsens finden, sie vorläufig ruhig zu stellen. Zumindest über Nacht. Obwohl sie auch da dafür sorgte, mich dann und wann aus dem Schlaf zu reißen.

Kleine Etappensiege waren diese medikamentös begründeten Wirkungen. Die großen Etappen gewann aber meine COPD. Das musste ich mir immer öfter eingestehen. Ich war auf COPD-Stufe 4. Die schlechteste und höchste Stufe. Als Sportreporter versuchte ich nun, den Konter zu starten und dafür taktisch alle Register zu ziehen.

Den Kopf in den Sand zu stecken, ist kein Charakterzug von mir. Ich beschloss, die Herausforderung anzunehmen, ohne meine Arbeit hintan zu stellen und begann, Mittel und Wege - oder besser formuliert - Verhaltensweisen zu generieren, die meine Ziele nicht in Frage stellen sollten. Dass die COPD etwas dagegen hatte, war zu erwarten.

Die mir angeborene spontane wie nachhaltige Kreativität sollte mir behilflich sein. So entwickelte ich nach und nach meine persönlichen COPD-Programme, die viel Geduld von mir selbst erforderten. Vor allem die Kopfarbeit im Ernstfall forderte mich erstmals in meinem Leben so richtig. Wenn etwa die COPD aktiv attackiert und sie die Atemluft drastisch minimiert, antwortet der Körper intuitiv mit dem Ringen nach Luft. Das aber ist kontraproduktiv.

Ich musste mir angewöhnen, hier den klaren Kopf zu bewahren und gegen meine natürliche Reaktion langsam und über Gebühr lange auszuatmen, um die unteren Lungenflügel von der verbrauchten Luft zu befreien und sie „frisch" zu versorgen. Die vom Lungenarzt angesprochene „Lippenbremse" hatte ich nun verstanden und wurde mein täglich mehrmals eingesetztes Werkzeug. Ein zweites sollte mir auch hilfreich sein. Ich atmete gegen einen Widerstand aus - in die eigene Faust - und erfand später mein „COPD-Loch", das ich mit dem abgewinkelten Zeigefinger in seiner Größe verstellen konnte, und blies dort durch. Sofort zeigte sich die Wirkung.

Atmete ich so stark verlangsamt aus, bemerkte ich, dass ich mit dem nächsten Atemzug viel mehr Frischluft atmen konnte und sich die Attacke beruhigte. Auch das Sekret bekam ich mühelos hoch. Sensationell und so einfach: Durch dieses einfache Ausblasen gegen meinen selbst geformten Widerstand mit dem Zeigefinger. Immerhin hatte sich auch mein Wille gegen mein intuitives Verhalten des sofortigen Hechelns nach Luft durchgesetzt. Und die Lippenbremse und mein „in die Faust oder durch den Finger blasen" zeigten Wirkung. Das sorgte für Motivation und dafür, dass ich mir schnell und überall bei Bedarf kurzfristig helfen konnte.

Bemerkenswert war, dass ich es also bald verstand, aus Rückschlägen Vorteile oder wertvolle Erkenntnisse zu ziehen. Das Geheimnis bestand darin, diese Rückschläge als Wegweiser für Korrekturen im eigenen Umgang mit der Krankheit zu sehen. Das war ein für mich entscheidender Faktor.

Und im Rahmen der immer wiederkehrenden Besuche beim Lungenfacharzt zeigte der nächste „Spiro-Test", dass ich richtig lag. Wenn ich die Verwunderung darüber aus dem Gesicht meines sehr guten Mediziners Dr. Wolfgang Höller lesen konnte, war meine Freude mit der eines kleinen Jungen vergleichbar, dessen Kartenhaus aus Bierdeckeln eben nicht wie erwartet eingestürzt war. Tatsächlich hatte bis dahin meine COPD mein Kartenhaus nicht zum Einsturz gebracht. Andererseits wusste ich auch, dass mein Leben nicht mehr berechenbar, sondern wegen der Erkrankung wirklich nur noch ein loses Kartenhaus war.

Ja, COPD macht einen selbstkritisch und daraus folgend auch demütig.

Und ich sollte schon bald kennen lernen, was eine Exazerbation bedeutet. Sie ist die drastische Steigerung der schon erwähnten, bei Belastung auftretenden, ansatzweisen Atemnot. Das wurde mir auf der Intensivstation klar. Aber so weit war es vorerst noch nicht. Und ich sollte aus diesem „Intensiv-Erlebnis" erneut Mittel, Möglichkeiten und sogar medizinisch spezielle Instrumente und Behandlungsarten finden, mir bei allen weiteren Exazerbationen weitere Krankenhausaufenthalte auf der Intensivabteilung zu ersparen.

5 – Der schnaubende Wolf und seine Tarnung

- Handytelefonat oder Auslagen schauen vortäuschen • Steigungen vorausplanen, Lifte checken • Früher starten, um pünktlich zu sein

Der schnaubende Wolf tarnte sich. War ich stark außer Atem, blieb ich stehen, nahm mein Handy zur Hand und tat, als würde ich telefonieren. Ich blieb stehen und blickte auf die Uhr, als würde ich jemanden erwarten. Oder ich wählte eine Auslage, um mich intensiv mit den dortigen Angeboten zu beschäftigen. In Wahrheit versuchte ich, den Normalisierungsgrad meiner Atmung abzuwarten.

Ich begann auch, bevorstehende Wegstrecken vorher zu überdenken und die dortigen Steigungen einzuplanen, die mich erwarteten. Ich checkte im Geist die vorhandenen Lifte in Räumlichkeiten, die ich kannte, hinterfragte alle Tiefgaragen auf das Vorhandensein von Liften und vermied es, dort in die tiefste Etage zu fahren, weil Tiefgaragenlifte oft defekt sind.

Vor allem setzte ich mir meine Termine nicht mehr so knapp. Ich startete 15 bis 30 Minuten vorher, um mir genug Zeit zu geben, bei Atemnot auf Normalzustand zu kommen und kurz vor dem Termin nochmals quasi tief Luft holen zu können, um scheinbar top in Form einzutreffen. Vorher nahm ich dann und wann noch einen Zug aus dem Dosier-Aerosol-Spray „Berodual", der längst zu meinem Standard-Repertoire gehörte.

Jahrelang gelang es mir auf diese Weise, meine COPD zu tarnen, keinen Termin zu versäumen, ihn professionell abzuwickeln und auch alle Interviews perfekt zu führen.

Ja, COPD macht aufmerksam und erfinderisch.

6 – Exazerbation 1: mein Aufenthalt auf der Intensivstation

- Ich glaubte, zu ersticken und erlebte deshalb den ersten richtigen Schock, den meine COPD verursachte.

Es war ein ganz normaler Arbeitstag, an dem mich schon in der Früh Husten, Heiserkeit und Schnupfen plagten. Die Einnahme und Inhalation der COPD-Medikamente griff wohl nur am Rande, wenn überhaupt. Gefühlsmäßig war keine Wirkung erkennbar. Ich erklärte mir das laienhaft so, dass die in der Regel hilfreiche Inhalation von *Spiriva* und *Seretide forte* an der Verschleimung hängengeblieben sein muss und in den unteren Lungenregionen keine oder kaum Wirkung erzielte. Oder ich hatte vor der Inhalation zu wenig lange langsam ausgeatmet, um die unteren Lungenregionen mit frischer Luft versorgen zu können bzw. für die Inhalation überhaupt Platz zu haben.

Ich ging dennoch meiner Arbeit nach. Die Treppe in die erste Etage ins Büro sollte mir schon Warnung sein. Denn am Weg dorthin kam ich komplett außer Atem, rettete mich im Halbstock ins WC, schloss mich dort ein und versuchte, auf Normalzustand zu kommen. Der Check im Spiegel signalisierte mir immerhin, keine blauen Lippen zu haben. Das wäre ein Alarmsignal gewesen, dachte ich mir. Wenigstens etwas.

Dann wagte ich die zweite Etappe, vom Halbstock über gezählte sieben Stufen in den ersten Stock. „Was ist denn mit mir heute los?", fragte ich mich selbst, während ich wieder die Lippenbremse, Faust und das Blasen durch die enge Fingeröffnung einsetzte, um meine Ausatmung zu verlangsamen und frische Luft in meine Lungenflügel zu bekommen. Es dauerte am Stehtisch in meinem Büro, wo ich die Arme aufstützte und mich vorgebeugt hinstellte. Das klappte und ich hatte eine neue Erkenntnis gewonnen. Die „Kutscherstellung" - in diesem Falle stehend oder später im Sitzen, vorgebeugt, mit den Unterarmen auf den Oberschenkeln - half rasch, die Atmung auf „normal" zu bringen.

Erstmals ertappte ich mich dabei, meine Atmung bewusster zu hinterfragen. Was passiert bei dieser Atemnot mit dem Sauerstoff? Wie wirkt sich das auf mein Herz aus? Besteht da etwa Schlaganfall-Gefahr? Diese Fragen kamen immer öfter auf. Und es war gut, dass ich sie mir stellte.

Doch zurück zu dieser ersten wirklich großen Atemnot im Büro. Da stand jetzt gerade ein Termin auf dem Programm. Und es sollte nun viel schlimmer kommen. Ich packte meine Unterlagen zusammen. Jeder Griff in ein Fach, eine Lade, verschärfte wieder meine Atemprobleme. Mich zu bücken und in unteren Fächern zu kramen, ging eigentlich gar nicht.

Beim Gang in die Tiefgarage zu meinem Auto musste ich schon auf der flachen 50-Meter-Strecke mehrmals pausieren. Die insgesamt 300 Meter zum Auto wurden zur Tortur, die mich eine gefühlte halbe Stunde mit sechs Pausen kosteten. Der Aerosolspray „Berodual" zeigte keine Wirkung mehr.

Das Einsteigen ins Auto und sogar das Anschnallen erforderte erneut eine Rastpause. Ich fuhr nach Hause, sagte den Termin ab. Am ebenen Weg in der heimischen Tiefgarage zum Lift musste ich wieder pausieren. Vom Lift in die Wohnung erneut.

Mein Körper befahl bei Atemnot heftiges Einatmen. Stress kam auf. Die Lippenbremse verwendete ich im Stress wohl zu zaghaft, weil das Gehirn auf Notprogramm mit starkem Einatmen geschaltet hatte. Ich hätte dagegen bewusster mit der Lippenbremse ankämpfen sollen, schaffte das aber nicht wirksam. Kalter Schweiß machte sich bemerkbar.

Ich hatte keine Erfahrung mit dieser Situation und atmete immer heftiger, gleichzeitig wurde die Luft immer knapper. Auf die Toilette wagte ich mich nicht mehr. Ich hatte zu tun, der Notdurft nicht freien Lauf zu lassen. Ich bekam Angstzustände. Ersticken ist furchtbar, dachte ich. Und jetzt ersticke ich...

Der Griff zum Mobiltelefon gelang gerade noch. Meine Annemarie reagierte nach meinem Anruf sofort richtig und rief aus ihrem Büro den Notarzt. 10 Minuten später lag ich im Krankenwagen und nochmals 10 Minuten später auf der Intensivstation eines Linzer Krankenhauses. Ich bekam zwei Injektionen, vielleicht auch mehr. Zu sehr war ich mit meiner Angst beschäftigt, um das noch genau zu erfassen. Jedenfalls war ich unendlich verkabelt, hatte eine Maske auf meiner Nase, sah meine Werte mit Sauerstoffsättigung vor mir, wurde mit Sauerstoff versorgt und bemerkte, wie sich die Sättigung verbesserte. Da war es wieder, das Thema Sauerstoff bzw. Sauerstoffsättigung. Die Atmung normalisierte sich relativ schnell. Ich wurde ruhiger.

Bis zum kommenden Morgen lag ich dort mit meiner Sauerstoffmaske auf der Nase und noch immer voll verkabelt. Schlafen konnte ich nicht. Meine eigene Neugier, oder war es doch die Angst, ließ mich nicht einschlafen.

Alles wurde gecheckt. Ich hinterfragte den Bildschirm mit all seinen Werten und ließ mich aufklären. Die Sauerstoffsättigung blieb mir markant im Gedächtnis. Jetzt bestätigten sich meine Vermutungen. Und die Intensivschwester meinte, „besorgen Sie sich einen Pulsoxymeter, dann können sie den Check zuhause jederzeit vornehmen." Das merkte ich mir.

Dann wurde ich auf die Krankenstation verlegt und stand weiter unter Beobachtung. Die Sache hatte sich beruhigt, ich konnte aufstehen und fühlte mich eigentlich wieder ganz gut. Infusionen liefen in meinen Körper. Ich hatte sie auf einem rollenden Ständer und bezeichnete sie lustig als „Therapie auf Rädern". Ich ging durch die ganze Abteilung, später durch den ganzen Trakt im Krankenhaus. Es ging mir wieder gut. Die Angst war weg, die Erinnerung an sie jedoch präsent.

Eine hübsche Physiotherapeutin kam und ließ mich in eine Art weiße Pfeife blasen, die sich als Flatter herausstellte. Darin befand sich eine Stahlkugel, die beim Einblasen vibrierte. Ich konnte es kaum glauben, dass ich danach viel besser atmen und als Haupteffekt den hinderlichen zähen Schleim nach oben befördern und ausspucken konnte. Das ging ohne große Anstrengung. Das vibrierende Einblasen entpuppte sich als der eigentliche Sinn dieser Übung. Es wirkt wie eine innere Massage.

Ich hatte gefunden, was ich lange suchte und erzählte von meiner eigenen Erfindung mit der kleinen Öffnung durch den zum Ring gebogenen Zeigefinger. Sie bewertete dies als hilfreich. Noch war ich nicht entlassen und ich hatte viel zu tun, mir meine Fragen an die behandelnden Ärzte zu überlegen. Denn COPD macht auch neugierig.

Als ich nach Hause entlassen wurde, führte mein erster Weg zum Fachgeschäft, um mir diesen Flatter namens VRP 1 zu besorgen und dazu auch gleich den Pulsoxymeter. Das war der Start zu Investitionen in eine Gerätschaft, die ich mir im Laufe der Jahre anschaffte. Und all diese Geräte hatten - und haben bis heute - ihren Sinn. Ich habe sie in mehrfacher Ausführung daheim, im Büro und eines sogar in meiner Handtasche mit dem Notfall-Paket im Auto.

7 - Ich bin ein mündiger Patient und frage nach

- Was verabreichten die mir da an Injektionen, was an Infusionen? • Was ist ein Pulsoxymeter? • Was ist der FEV1 und wie sieht mein FEV1 bei der Spirometrie aus?

Vor meiner Entlassung aus dem Krankenhaus stellte ich eine mir zurechtgelegter Fragen im Rahmen der Visite. Es wurde mir erklärt, was passiert war: Es war eine „Exazerbation". Ich begann Fragen zur Art der Behandlung zu stellen. Die Antworten fielen für meine Begriffe unbefriedigend aus.

Ich besann mich meines Jobs als Reporter und begann mit den „W-Fragen". Was habe ich bekommen, wofür ist dies, wie ist es mit dem Wirkungsgrad, wie gefährlich sind die Inhaltsstoffe, wie setze ich diese Behandlung zuhause fort? Mündige Patienten sind wie neugierige Reporter - da und dort nicht sonders gefragt. Ich griff zum letzten Argument. „Herr Doktor. Bitte bedenken Sie: Ich habe COPD und arbeite daran, sie besser kennen zu lernen. Es ist mein gutes Recht zu erfahren, was in und mit meinem Körper passierte und was sie hier gegen meine Exazerbation und für mich getan haben? Ich bin Ihnen unendlich dankbar, möchte aber auch wissen, was ich selber tun kann, so einen Anfall künftig zu vermeiden?"

Das half und ich bekam meine Auskunft, die ich mir sofort notierte. Und auch der FEV1 wurde sofort in Angriff genommen, ich durfte zur Spirometrie und wurde aufgeklärt, was der Wert bedeutet.

Nach der Heimkehr kontaktierte ich meinen Lungenfacharzt, der aber im wohlverdienten Urlaub war. Ich holte daher sofort bei meiner gut befreundeten Ärztin in Bayern telefonisch eine zweite Meinung und ergänzende Erklärungen ein, die mich beruhigten und mir die Angaben des Arztes im Krankenhaus bestätigten.

Ich fragte dann aber auch tiefergehend nach: „Kann man im Fall der Exazerbation so etwas auch selbst machen, wenn man etwa nicht wie ich zuhause ist? Die Antwort: „Dazu müsstest du *Kortison* und *Bricanyl* in ausreichender Menge verfügbar haben. Spritzen kannst du dir selbst nicht geben. Kortison gäbe es in Tablettenform, Bricanyl in Form einer Inhalation und in Tablettenform..." Das reichte mir und ich schritt zur Tat.

Gleich nach seiner Rückkehr stand ich bei meinem Lungenfacharzt in der Ordination, dem ich die Patientenakten überbrachte, den Intensivaufenthalt schilderte und dann feststellte: „Ich möchte mir ein Notfallpaket mit Kortison und Bricanyl anlegen."

Er verstand meinen Wunsch und klärte mich sehr gut auf. Wir diskutierten eine Weile und er pochte in diesem Fall auf meine große Eigenverantwortung. Ich konnte ihn davon überzeugen und gab zur Verstärkung meiner Argumente die bevorstehende Dienstreise an. Da wollte ich das Notfallpaket unbedingt an Bord haben.

Ich ging schlussendlich doch mit dem Rezept für Kortison und Bricanyl - in einer Dosierungsanleitung, die im Falle des Falles ausreichen sollte - aus der Praxis. Ich hatte nun ja auch schon meinen Pulsoxymeter, mit dem ich fortan selbst, wann und wo ich wollte, meine Sauerstoffsättigung checken konnte.

Ich hatte quasi meine kleine private Intensivstation bei mir einschließlich des Flatters zum Entschleimen und einem mobilen Sauerstoff-Konzentrator, der sich im Auto und im Zimmer verwenden ließ. Und ich hatte die letzten Werte meines FEV1. Ich notierte mir diesen in einen eigens angelegten „COPD-Ordner“ in meinem Laptop. (Einige Jahre später kam sogar noch ein kleiner privater „Spiro-Tester“ hinzu, um selbst meine FEV1-Status checken zu können. Ich war im Internet fündig geworden und hatte diesen sofort bestellt.)

Das Notfallpaket in Eigenverantwortung bedeutete jedenfalls für mich den nächsten kleinen Sieg. Die Tatsache, dass ich mir die folgenden Jahre weitere Krankenhausaufenthalte wegen Exazerbationen ersparen konnte, wusste ich damals noch nicht.

Rückblickend betrachtet hat mich die Intensivstation in insgesamt zehn Jahren seit der COPD-Diagnose nur dieses eine Mal gesehen. Ich bin mittlerweile 66 geworden. Bei den Turnusbesuchen beim Lungenfacharzt mehrmals jährlich betont dieser großartige Mediziner, dass er sich freue, dass ich meinen Standard eigentlich stets relativ gut halten könne, sich nichts wesentlich verschlechterte - von Ausnahmen wie grippalen Infekten abgesehen, weil mein Immunsystem nicht unbedingt das beste war.

Aber zurück zu meinem damaligen gesundheitlichen Standard. Auch in dieser Hinsicht sollte ich bald eine Erkenntnis aus einem Negativerlebnis gewinnen, die meinem angeschlagenen Immunsystem auf die Sprünge half.

Ja, COPD ist auch sehr lehrreich, weitere zielführende Maßnahmen zu suchen, zu finden und sie dann aber auch umzusetzen.

8 – Exazerbationen und mein Notfallpaket

- Viel Disziplin und nur auf Basis ärztlicher Anordnungen

Grundsätzlich hatte ich in Gesprächen mit anderen COPD-Patientinnen und -Patienten die Erfahrung gemacht, dass sich die COPD in ihren Stufen 1 bis 4 bei diesen in unterschiedlichen Ausprägungen zeigt oder auswirkt.

Ich habe auch Patienten mit Stufe 3 gesehen, denen es schlechter als mir mit Stufe 4 geht, wenn etwa die Verschleimung ärger als bei mir ist. Andererseits offenbart sich meine Viererstufe oft fast unangemeldet in Situationen, mit denen ich trotz höchster Aufmerksamkeit und ständigen Blicken „in mich selbst“ nicht gerechnet habe. Und irgendwie hinterlässt jede Exazerbation bleibende Spuren in mir. Vernarbungen sind Narben, die man nicht sieht, aber spürt. Die vor allem aber bleibend sind und Wirkung zeigen.

Weil ich aber diese Situationen sehr wohl vorausschauend angedacht habe, weiß ich mich seit meinem Intensivstationserlebnis und dem bei mir befindlichen Notfallpaket auf der sicheren Seite, rasch etwas unternehmen zu können, wenn meine Freundin COPD wieder ihre Launen bekommt und auf sich aufmerksam macht.

Ich wende mich dann stets in erster Linie an meinen Lungenfacharzt. Der ist aber auch nicht immer in seiner Ordination. So greife ich nach Blitztelefonaten mit zwei meiner Vertrauensärztinnen zu den Mitteln, die auch sie wählen würden, wenn sie mir bei einer Exazerbation helfen sollten. Sie tun es in Form von Kortison- und Brycanil-Injektionen zur Ersthilfe. Diese wirken relativ rasch nach spätestens 20

Minuten, die ich mit einem Lippenbremsen-Kampf gegen meine Atemnot überbrücken muss.

Bei meiner Selbsthilfe muss ich mich mehr gedulden und sehr diszipliniert atmen, bis nach 35 bis 40 Minuten Besserung einsetzt. Die Dosierung der Medikamente wird eisern eingehalten. Jedenfalls kann ich mich, wo immer ich gerade bin, dann wieder ohne fremde Hilfe auf den Weg nach Hause machen.

Die jeweilige Erkenntnis, jetzt wieder auf „Normalstufe" zu funktionieren, motiviert mich. Nachgeschaltet setze ich die Behandlung fort, um ein, zwei Tage später wieder mit dem Ausschleichen der hohen Kortison-Dosis wie verordnet zu beginnen. Das ist wichtig.

Es funktioniert, wenn die eigene Verantwortung hoch ist und die Dosis smart gehalten wird. Der Arzt gibt hier gute Ratschläge. Die Währung, mit der ich die Exazerbation „bezahle" erfolgt meinem laienhaften Verständnis nach gesagt in Milligramm an Kortison. Ich habe diesbezüglich bei den Ärzten stets nachgefragt, mache das auch während der Exazerbation bei einem meiner Vertrauensärzte und lasse mir die ins Auge gefasste Menge an Kortison vor meiner „Notaktion" und Einnahme bestätigen. Erst dann handle ich.

Aber es gab und gibt nach wie vor auch Momente, wo ich keinen Arzt erreichte. Dann blieb und bleibe ich beim Erfahrungsschatz der Dosierung und lag auch hier bis heute nie falsch.

(Anmerkung: Die hilfreiche Menge an Kortison gebe ich hier nicht bekannt, sie ist individuell beim Arzt zu erfragen.)

Aber ich ließ auch zwischendurch ohne Anlassfall Vorsicht walten und war auch weiterhin neugierig. Also beschloss ich in Absprache mit dem Lungenarzt, mich einmal zum Check freiwillig ins Krankenhaus zu begeben. Es folgte ein motivierender Besuch mit guten Tests über zwei Tage und Nächte. Die motivierenden Gespräche mit den Primar- und Oberärzten sollten mir viel Sicherheit geben, auf dem rechten Weg zu sein. Außerdem konnten wir anhand eines Schlaftestes feststellen, welche die ideale Einstellung meines Sauerstoff-Konzentrators ist.

Fazit: Ich weiß heute nicht mehr genau, wie viele Exazerbationen ich so schon abwenden konnte. Zwei weitere dieser Attacken konnte ich dennoch nicht abwenden. Eine im Urlaub, weil mein Notfallpaket leider mit dem Gepäck auf der Strecke geblieben war, die andere, weil am Wochenende die Medikamente ausgegangen waren. Für diese eigene Schlamperei maßregelte mich die COPD sofort.

Allerdings ist mir auch klar, dass jede dieser Attacken mein Arzt wissen muss und der Weg zurück in den Zustand vor diesen Attacken ein langer, von Geduld geprägter ist. *(Anmerkung: Sprechen Sie diesen Weg unbedingt mit Ihrem Arzt ab, wenn Sie ihn gehen wollen. Er entscheidet, ob und wie sie ihn gehen können.)*

9 – Die Freundin, die mich zum Wandern bringt

- Bewegung ist ein Geheimrezept bei COPD • Das nächste Trainingsgerät ist das Stiegenhaus • Ausdauertraining ist wichtig • Krafttraining ist wichtig • Yoga und gut trainierte Atemtechnik wirken Wunder

Auf nach Kärnten, ab in den Urlaub. Meine Frau und ich freuten uns auf das Treffen mit unserer lieben Freundin, die praktische Ärztin in Bayern ist. Sie ist ein Wandervogel, der mich über zehn Meter Steigung um sieben Meter abhängt. Dann geht sie weiter, während ich schon zum ersten Mal eine Rast einlegen würde. Weshalb ich das gleich lasse.

Aber sie berät mich gut bei meiner COPD und hat ständig Tipps für mich. Für mich ist es, als hätte ich eine Privatärztin im Urlaub dabei. Was ich ihr groß anrechne ist die Tatsache, dass sie in Bayern wegen der Kenntnis meiner COPD als praktische Ärztin und Kinderärztin nun in München auch an COPD-Fortbildungen teilnahm und immer wieder teilnimmt. Wenn das keine Freundschaft ist.

Und auch, wenn ich Bergwanderungen durch die Nockberge nicht gehen konnte, so suchte sie mir oder sie riet mir Wege, die ich durchaus absolvieren konnte. Nebenbei gesagt: Ohne Bewegung durfte ich nicht mit ihr am Abend bei Tisch sitzen.

Der Millstätter-See-Wanderweg war so ein Tipp, den sie mir als Kärnten-Stammgast empfahl. Acht Kilometer von Döbriach bis zur Schiffsanlegestelle Laggerhof hatte ich vor mir. Ich beschloss, eine halbe Stunde früher zu starten. Frau Doktor und meine Annemarie würden mich wohl bald ein-

und überholen. Aber mein Ehrgeiz war auch wachgeküsst. Ich hatte in der Früh meine Medikamente genommen und meine Inhalatoren benützt. So ging ich los, hatte mein Sauerstoffgerät im Rucksack, atmete ruhig wie auch konzentriert und ging locker ohne Stress den wunderschönen Weg neben dem See. Ich fühlte mich gut beisammen. Zwei Steigungen nahm ich und rastete danach kurz, weil mein Körper positiv und schnell auf Normalzustand kam.

Ich freute mich wie ein kleiner Bub, als ich im Zielrestaurant angekommen war und von den beiden Nachzüglern noch nichts zu sehen war. Keck fragte ich bei ihrer Ankunft: „Wo bleibt ihr denn?" „Keine Luft, aber frech und übermütig", kam es zurück. Die Rückkehr wurde als Schifffahrt absolviert und ich war selig. Acht Kilometer als „COPD-Vierer", das musste ich meinem Lungenfacharzt erzählen ... und er wird es mir nicht glauben. Im Solebecken im Hotel klärte mich unsere medizinisch versierte Freundin auf, dass Sole ideal für mich sei. Fortan hatte sie mich mit diesen Worten täglich öfter in dieses angenehm warme Becken verbannt.

Generell las ich mich in die Bewegungsthematik bei COPD ein. Ausdauertraining wie Wandern ist wichtig, auch Radfahren oder Schwimmen. Das Schwimmen habe ich mir in Längen verordnet und diese Längen dann sukzessive gesteigert. Die Muskulatur freute sich. Die Atemmuskulatur auch - und das sollte der eigentliche Erfolg sein.

Ich fragte daheim einmal mehr meinen Lungenarzt und schaffte mir danach ein Ergometer für mein Ausdauertraining an. Er hatte mir geraten, dass ich die Pulsfrequenz im Auge behalten müsse - 120 wäre okay, höher kontraproduktiv. Ich hielt mich daran und schrieb mich für das Krafttraining, das zum Training der Atemmuskulatur von Bedeutung ist, beim „Kieser-Training" als Mitglied ein.

Es ist das beste Fitness-Studio für COPD-Zwecke, weil dort die Trainingsintervalle beim ersten Besuch abgestimmt werden und nachfolgende Trainingseinheiten von den dort kompetenten Trainern stets begleitet werden. Die Steigerungen werden notiert.

Ein Erstversuch mit Yoga und bewusster Atemtechnik brachte mich auch weiter. Darauf gehe ich später noch einmal ausführlich ein.

10 - Die Freundin, dir mir das Leben rettet

- Atemnot und die Stärke, dem eigenen Körper zu kontern

Dennoch kam aus heiterem Himmel die COPD mit der damit verbundenen Atemnot bei mir wieder zu Besuch. Es war einige Monate später - wieder in Kärnten, wieder beim Treffpunkt mit unserer befreundeten Ärztin, im Rahmen von ein paar Tagen Wanderurlaub.

Meine Immunschwäche hatte sich wieder einmal in einer Verkühlung offenbart. Ich war am Zimmer und die Attacke kam aus heiterem Himmel. Ich bemerkte, dass ich mein Notfallpaket nicht finden konnte. Ich hatte auch nicht mehr die Luft dazu, es nun zu suchen. Der Schreck fuhr mir in die Glieder. Der Stress beschleunigte die Atemnot.

Anruf im Restaurant, wo meine Annemarie und Barbara saßen: „Ich brauch` dich, Barbara, Atemnot. Es ist schlimm." Sie sagte mir, Ruhe zu bewahren, mit der Lippenbremse auszuatmen oder in die Faust, damit ich Widerstand erzeuge. Gesagt getan. Die Attacke verzögerte sich, beruhigte sich aber nicht wirklich und es wurde wieder schlimmer. Wieder war ich zu zögerlich mit der Lippenbremse gewesen. Mir fiel meine erste Exazerbation ein, die mich auf die Intensivstation führte. Ich hatte keine Mittel dabei ... und wähnte mich schon wieder am Ersticken.

Dann kamen die beiden und Barbara hatte ihren Arztkoffer dabei. Mit dabei hatte sie die beiden schon erwähnten und mir bekannten Injektionen. Garniert mit lockeren Bemerkungen bekam ich die beiden Spritzen. Die Ärztin checkte mich dann noch generell.

Ich kam binnen 20 bis 30 - mir endlos lange vorkommende - Minuten wieder auf Touren. Und ich hatte das Gefühl, dass mir Barbara soeben das Leben gerettet hatte. Tatsächlich war das auch so. Eine Autofahrt von Bad Kleinkirchheim nach Villach hätte wohl zu lange gedauert.

Im Kopf gewann mein nicht verfügbarer Notkoffer eine noch größere Bedeutung. Ab diesem Zeitpunkt war er künftig nun wirklich immer in meiner greifbaren Nähe. Aber Ausnahmen sollten wieder diese Regel bestätigen. Diese Ausnahme betraf einen unvorhergesehenen Lungenriss.

11 - Pneumothorax - mit Lungenriss im Krankenhaus

- Anstrengung und falsche Körperhaltung können der Lunge zu viel sein • Kortison-Junkie - und mein Trick dagegen

Es war ein Tag wie jeder andere. Ich war guter Dinge, gut bei Luft und kreativ beim Schreiben, als daheim ein Haushaltsschaden meine Dienste verlangte. Das Wasser im Bad lief nicht ab. Ich musste hier den Siphon reinigen. Also versuchte ich, diesen als mein eigener Installateur zu öffnen. Ich musste in den etwas verbauten Unterschrank und lag auch dementsprechend „verwinkelt" am Boden. Das Ding ließ sich nicht so leicht öffnen.

Nächster Versuch. Rohrzange, Schieflage und Anstrengung - aber das war zu viel für mich. Ich spürte einen stechenden Schmerz im Bereich des rechten oberen Lungenflügels. Sofort versuchte ich, meine Atmung zu dosieren. Es stach speziell beim Einatmen und schmerzte - und der damit verbundene Stress verursachte Atemnot. Der Pulsoxymeter bestätigte mir das auch gleich bildlich. Die Sauerstoff-Versorgung war nicht mehr optimal.

Ich fuhr zum Lungenfacharzt, der den „Pneumo" diagnostizierte und mich an das Spital überwies. Dort angekommen bestätigte sich die Diagnose im CT.

Mit dem sehr verständnisvollen und kompetenten Primararzt Dr. Bernhard Lamprecht besprach ich die Situation. Er erklärte mir, dass durch den Lungenriss die Luft statt in die Lunge nun in den Brustkorb gelangt. Ich verstand: Meine Lunge hatte einen „Patschen". Der Primar empfahl mir, es mit der konservativen Methode, ohne Eingriff, zu versuchen. Sollte das nicht gelingen, könne man noch immer den Eingriff wagen.

Tatsächlich war diese „konservative“ Entscheidung die richtige. Ich gab im Krankenhaus Ruhe, wurde ständig überwacht, bekam meine Infusionen und wir stellten bei den täglichen Checks fest, dass sich der acht Zentimeter lange Riss kontinuierlich zurückbildete. Auf dem Weg zu den CTs sind weite Wege im weitläufigen Krankenhaus zu absolvieren. Ich ging diese Wege zu Fuß, was bei den behandelnden Ärzten Anerkennung auslöste. Den Rollstuhl mit „Krankenpfleger“ lehnte ich ab. So schlecht ging es mir nicht. Und der Spaziergang tat mir gut.

Nach einer Woche durfte ich das Krankenhaus verlassen. Der „Patschen“ bzw. „die Panne“ in meiner Lunge war geflickt. Und der Primararzt meinte, dass das eigentlich schnell gegangen ist.

Bemerkenswert sei das, meinte er. Auch ein Rückschlag hinsichtlich meiner COPD war nicht festzustellen. Im Gegenteil: Die Ruhe im Krankenhaus, die Schonung, die Infusionen ließen mich sogar gefühlt besser atmen als vor dem „Pneumo“.

Eine Lehre zog ich dennoch aus dieser Haushaltsverletzung. Ich muss künftig solche verzwickte Situationen gepaart mit körperlicher Spontan-Anstrengung vermeiden.

Ich, der Kortison-Junkie

Meine Gedanken schweiften für mich naheliegend auch um das Kortison, das ich in geringen Dosen von 5 Milligramm längere Zeit zu mir genommen hatte. War ich innerlich schon so geschädigt, dass derartige Anstrengungen wie jene, die den „Pneumo" auslösten, Folgen haben? An meiner Haut stellte ich Veränderungen fest, auch am Muskelaufbau oder besser beim Muskelschwund.

Ich verordnete mir hier, noch bewusster in mich hineinzuhören und hineinzuspüren und vor allem mit dem Arzt darüber zu reden. Beim nächsten Arzttermin erledigte ich das und bekam den Rat, das Ausschwemmen nie zu vernachlässigen. Andererseits wusste ich, dass ich mich nun wohl schon als „Kortison-Junkie" bezeichnen durfte. Mit List und Tücke wollte ich diesem begegnen, um das Ausschwemmen wieder zu forcieren. Ich reduzierte nun täglich meine Milligramm, stellte aber nach einigen Tagen fest, dass der Körper wieder gerne mal mehr verlangte.

Ein Trick half mir dann, das einzuschränken. Ich musste meinen Körper täuschen. Dazu musste ich Notizen machen: Ich gab mir fortan unterschiedliche hohe Dosen, die aber gesamt betrachtet zu einer Reduzierung führten - und das funktionierte. Ein Beispiel in Milligramm: 20 - 5 - 5 - 15 - 5 - 5 - 10 - 5 - 5 - 5 - 10 - 5 - 0 - 5 - 5 - 0 usw...

Ob diese Form von Ärzten so empfohlen wird, kann ich nicht sagen, weil ich auch nicht nachgefragt habe. Mich nicht nachzufragen traute. Funktioniert hat sie jedenfalls und dem ärztlichen Hinweis bin ich erfolgreich gefolgt. An den 0-Tagen nahm ich eine Weihrauch-Kapsel (Nahrungsergänzungsmittel). Der Körper verzieh das, vielleicht hatte ich ihn auch getäuscht, jedenfalls hatte ich ein Problem weniger und kam fast auf eine länger währende Null-Dosis. Nach einigen Tagen Abstinenz reagierte der Körper phasenweise wieder, nun genügte jedoch schon eine „nur noch“ 5 Milligramm-Dosis und die für einen längeren Zeitraum, ihn wieder zu beruhigen.

Copyright habe ich auf diese Art des Kortison-Ausschwemmens keine. Aber der Erfolg bestätigt meine „Formel“. Ich kann und muss daher darauf verweisen: Keine Experimente - der Arzt ist in jedem Fall zu konsultieren. Ich habe es ausnahmsweise einmal erst nachher getan ...

12 - Urlaub am Meer und mein Fehler vor dem Heimflug

- Ein Flug kann sich verzögern • Medikamente im eingecheckten Gepäck nicht greifbar • Der Aerosolspray im Handgepäck kann zu wenig sein

Zu meinen Urlaubszeiten als gesunder Mensch wandelte ich mich gerne manchmal vom Kreativen zum Reisefreak. Der Laptop war stets dabei, der Fotoapparat auch. Die mediterranen Gefielde, die Kanarischen Inseln, die Dominikanische Republik, Tobago oder die USA - ich flog und schrieb Reiseartikel und freute mich, dass die Printmedien meine Geschichten gerne veröffentlichten. Die COPD-Diagnose sollte mich nicht in meiner Reiselust bremsen. Noch nicht...

Die Costa de la Luz liebte ich und ich schaffte auch locker die Wege vom Strand hinauf über die Dünen ins Hotel. Die salzige Brise zeigte bei mir positive Wirkung. Die Hitze Andalusiens setzte mir nicht sonderlich zu.

Nach mehreren Sommern im Raum Cadiz flog ich mit meiner Annemarie auf die Insel Fuerteventura. Der dortige Wind - genauer der starke Gegenwind am Strand - machte mir bald zu schaffen. Ich wurde stutzig. Warum komme ich dieses Jahr so oft außer Atem? Die steife Brise auf „Fuerte" war mir ganz einfach zu stark und ich fühlte mich die ganze Woche nicht wohl. Vor der Heimreise sollte ich den entscheidenden Fehler machen.

Ich hatte inhaliert und die Medikamente am Morgen genommen. Alle waren sie verpackt im Koffer und dieser

Koffer war eingecheckt. Die neuen strengen Handgepäcks-Vorschriften ließen mich diesen Schritt tun und ich wollte mir beim Durchschleusen Fragen ersparen. In fünf Stunden sind wir ja am Flughafen in München. Dann kann ich auch wieder medikamentös „nachlegen", dachte ich.

Wir saßen in unserem Terminal und warteten auf den Abflug. Dann wurde für unseren Heimflug eine Verspätung von zwei Stunden angezeigt. Es wurden drei und vier Stunden und der Flieger kam einfach nicht. Auskunftsfreudig war das Bodenpersonal auch nicht.

Nach zehn Stunden war es endlich soweit an Bord zu gehen. Aber ich kämpfte nun schön langsam mit meiner Luft. Fünf Stunden Heimflug, um endlich an meine Medikamente zu kommen... Mir schwante Ungemach.

Tatsächlich dauerte es nochmals eine Stunde, bis der Flieger endlich abhob. Und ich saß da und kämpfte mit mir selbst. Der aufkommende Stress tat ein Übriges. An den Koffer konnte ich nun wirklich nicht mehr. Nach der Landung in München musste ich mir viel Zeit lassen, um zur Kofferausgabe zu gelangen. Alles drängte und schob, ich nahm mich aus der Kolonne und musste mehrmals stehenbleiben. Mir fiel die Zeit ein, also ich vor Jahren vom Büro bis zur Tiefgarage für die paar Meter eine halbe Stunde benötigte.

Selbstverständlich ließ sich unser Koffer auch Zeit, bis er endlich am Fließband auftauchte. Ich wurde unruhig, die Luft wurde knapp. Und öffnen konnte ich den Koffer nach Erhalt auch nicht sofort. Wieder hatte ich eine Lehre gezogen. Zumindest das Dosier-Aerosol musste künftig bei mir bleiben. Und mein Not-Paket. Da ich damals aber noch keinen

Behindertenausweis hatte, würden wohl immer wieder Erklärungen beim Durchschleusen fällig. Diese Überlegungen waren es ja, die mich in Fuerteventura diesen dummen Fehler machen ließen. Und wäre der Flieger pünktlich geflogen, hätte ich keine Probleme gehabt... Aber wie gesagt. Ich zog meine Lehren daraus. Ich konnte mich am Flughafen dann wieder selbst erfolgreich behandeln Nach einer halben Stunde war ich fahrbereit.

Ich suchte sofort nach der Heimkehr den Erfahrungsaustausch und recherchierte bei Fluggesellschaften. Es ist eigentlich einfach: Man meldet seinen Flug und gibt bekannt, dass man COPD-Patient ist und in Begleitung reist. Wichtig ist auch die Bekanntgabe, dass man einen mobilen Sauerstoff-Konzentrator verwenden will. Dieser muss den Bestimmungen der Fluggesellschaft entsprechen. Weitere Details sind bei der Fluggesellschaft zu erfragen. Auch das gute Reisebüro hilft einem weiter. Wegen des Konzentrators - Art, Type, Erzeuger - lohnt es sich etwa, bei „LINDE Healthcare“ nachzufragen.

13 - Der Behindertenausweis - jetzt musste er her

- Die unbegründete Angst rund um den Verlust des Führerscheins • Der große Nutzen des Behindertenausweises • Tipps und steuerliche wie sonstige Vorteile

Das erste war, mich nun doch über den Behindertenausweis schlau zu machen. Aber auch ich saß den Unkenrufen auf, wonach so ein Antrag den Führerschein kosten könnte. Und ließ es vorerst, den Ausweis mit all seinen Vorteilen zu beantragen.

Bis mir eine Bekannte die Angst nahm. Sie war beim Bundessozialamt beschäftigt und mit der Materie vertraut: „Was hat der Antrag für einen Behindertenausweis mit dem Führerschein zu tun? Wenn dir attestiert wird, dass du wegen der COPD öffentliche Verkehrsmittel meiden sollst, bist du sogar auf dein Auto angewiesen. Mach dir keine Sorgen und stelle den Antrag. Es folgt eine Untersuchung bei einem Lungenfacharzt, dann wird dein Behinderungsgrad festgestellt und dann hast du den Ausweis."

Gesagt, getan. Der Arzt checkte mich auf Herz und Nieren -oder besser gesagt auf meine Lungenfunktion. Nach einigen Tagen bekam ich bzw. das Amt den Befund und ich wieder ein paar Tage später den Ausweis zugesandt.

Tatsächlich wurden 80 Prozent Behinderung eingetragen. Dazu fand ich in diesem amtlichen Bescheid auch den Hinweis, dass ich öffentliche Verkehrsmittel meiden sollte. Womit ich auch berechtigt war, eine Behindertenplakette für das Auto zu bekommen. Damit stand mir das Parkrecht auf Behindertenplätzen zu.

Mit diesem Eintrag erhalte ich seither fortan alljährlich auch die Mautbefreiung der ASFINAG *(Österreichische Autobahnfinanzierungsgesellschaft)* und somit die Vignette vom Bundessozialministerium übersandt.

Und ich bin von der motorbezogenen Versicherungssteuer befreit. Auch steuerlich brachte und bringt mir der Behindertenausweis bei meinen jährlichen Steuererklärungen Vorteile. All dies hatte ich nicht gewusst und es sollte mir wirklich helfen.

Was bringt der Behindertenausweis? Alle Informationen online: www.sozialministeriumservice.at

14 - Unverzichtbar: Meine Sauerstoff-Therapie

- Der Segen der Sauerstoff-Therapie • Sauerstoff-Therapie daheim und unterwegs mit dem mobilen Konzentrator

Der Sauerstoff-Konzentrator der Krankenkasse kam auf Betreiben des Lungenfacharztes und wurde genehmigt. Es war damals nach dem Krankenhausaufenthalt nach meiner ersten Exazerbation. Ab dem Heimkommen am Abend bis am Morgen ist er seither bei mir in Betrieb.

Fortan setzte ich mich nach dem Dienst mit der Nasenblende an mein Gerät und rollte mir dieses vor den Fernseher oder später ans Bett. Der Schlauch störte mich nicht. Im Krankenhaus hatte ich vorher eine Nacht verbracht, um im Rahmen eines Schlaftestes die richtige Einstellung für die Sauerstoff-Intensität zu finden. Das empfand ich schon bald als sehr angenehm, ja beruhigend. Fortan schlief ich viel ruhiger und besser. Auch die Gewissheit, am Sauerstoff zu hängen und Sauerstofftherapie während der Nachtruhe zu absolvieren, tat mir gut. Ich schlief wie Gott in Frankreich. Mein Pulsoxymeter bestätigte die gute Sättigung. Auch das beruhigte mich. Ich erwachte erfrischt und stand guter Dinge auf, mein Tagewerk zu beginnen.

Meine vielen Autoreisen ließen mich auch bald anfragen, ob es auch ein mobiles Sauerstoffgerät gäbe, das ich auf langen Fahrten im Auto am Zigarettenanzünder anschließen konnte. Ich wählte auch hier anstelle eines Flüssig-Sauerstoffgerätes einen Konzentrator.

Auch dieser wurde mir bewilligt. So war ich bei mehrstündigen Reisen auch im Auto versorgt. Und mein kleiner mobiler Konzentrator fuhr (und fährt) stets auch im Urlaub mit mir mit. Im Hotel bin ich somit auch versorgt.

Auch in meinem Homeoffice leistet er mir Dienste während des Tages. Wenn ich weiß, dass ich keinen Besuch zu erwarten habe, läuft und arbeitet er für mich. Sogar zum Krafttraining begleitet er mich. Und im Fitness-Studio brauche ich keinen Strom, weil der mobile Konzentrator auch über eine Akkuversorgung verfügt.

Die Wirkung war und ist unverkennbar. Die Situation wurde immer besser, wie auch „meine Luft" Fortschritte machte. Der FEV1 marschierte wieder in Richtung 35 Prozent, und das trotz der Tatsache, dass ich nun schon seit sechs Jahren die Diagnose hatte und auch schon einmal bei nur 20 Prozent war, die Norm sich rund um die 28 bis 32 Prozent bewegte.

15 - Meine neue Herausforderung als Reporter mit COPD

Im Jahr 2011 bot mir mein Sender ORF eine neue Herausforderung als Reporter an. Ich sollte in der morgendlichen „Prime-Time“ im Radio mit einem Flugzeug mitfliegen, um von dort aus live das Stau-Szenario in der oberösterreichischen Landeshauptstadt Linz zu beobachten und darüber aus dem Cockpit die Autolenker zu informieren.

Linz ist als Industriestadt eine „Pendler-Stadt“, in die aus allen Himmelsrichtungen am Morgen der Verkehr strömt. Ich fühlte mich geehrt, dass man mir diese Tätigkeit angeboten hatte. Und: Ich wollte das unbedingt machen. Freilich dachte ich insgeheim zuerst an meine COPD und wie sie sich verhält, wenn ich in der Luft bin. Die Entscheidungsträger in meinem Sender hatten bisher in all den Jahren von meiner chronischen Erkrankung nichts erfahren. So sollte es auch bleiben. Da ich ein Orientierungstalent bin und die Straßen um und in Linz für mich kein Problem darstellen, war ich auf den ersten Probeflug mit Probe-Einstieg ins Studio gespannt. Der Start des sogenannten „Radio Oberösterreich Überflieger“ erfolgt von einem kleinen ländlichen Flugplatz. Geflogen wird mit einem Motorsegler, der sehr gute Sicht nach unten bietet.

Der Start und die geringe Flughöhe machten mir nichts aus, der Probeeinstieg auch nicht. Alles klappte hervorragend und ab dem nächsten Tag war ich einer der sechs fliegenden Reporter, die an Werktagen ab 7 Uhr früh bis 8 Uhr in die Luft gehen.

Meine COPD verhielt sich ruhig. Ich hatte keinerlei Probleme, was den Flug und dessen Höhe betraf. Auch beim Sprechen der Live-Einstiege direkt in die Sendung hatte ich keine Probleme. Klar stieg die Nervenanspannung, vor allem wenn es über Mega-Stau und Ausweichrouten zu berichten galt. Alles lief bestens.

Ich gewann nach mehreren Flügen die Erkenntnis, dass es mir nach den Flügen sogar besser ging und sprach mit meinem Lungenarzt darüber. Er führte dies auf das Adrenalin zurück, das mir in diesem Fall hilfreich sei und hatte gegen diese Tätigkeit fortan auch nichts einzuwenden.

Die rund acht bis zehn Einsätze pro Monat beflügelten mich geradezu mental und auch auf die COPD bezogen. Und ich hatte auch bei jedem Einsatz einen „Gratis-COPD-Test" zu absolvieren: Es ging kollegial darum, beim Hangar die großen Schiebetüren aufzuschieben, um das Flugzeug aus dem Hangar schieben zu können. Dabei war es üblich, dem Piloten hilfreich zu sein. Ich machte mit. War ich fit, gelang mir das ohne größere Atemnot. War ich angeschlagen, brauchte ich etwas Zeit, um danach ins Cockpit zu steigen und die Anschnall-Prozedur zu bewältigen.

Und noch eine Erfahrung überraschte mich: Es war die Einstellung, die ich am Vortag zum Flug in meinem Kopf aufbaute. Sie half mir. Wenn ich um 5 Uhr früh aus dem Bett stieg, fühlte ich mich fit. Sogar wenn ich verkühlt war, machte mir das weniger aus, als an „normalen Tagen". Ich widmete mich dann dem Abhusten meines Sekrets, nahm die Medikamente, frühstückte, ehe der Pilot anrief, um zu melden, ob wir fliegen oder ob das Wetter es verhinderte. Gab er das Zeichen zum Aufbruch, huschte ich unter die Dusche und zog mich rasch an. Eine Prozedur, die normalerweise für einen COPD-Kranken mit Atemproblemen verbunden ist. An

Flugtagen war das bei mir nicht feststellbar. Also doch das Adrenalin, dachte ich mir.

Ich bin stolz, dass ich keinen einzigen der bisher insgesamt rund 500 Flüge wegen Behinderungen beim Atmen absagen musste.

16 - Meine neue Art des Urlaubs - es musste Therapie sein

- „Gesalzene Ziele“ (Aerosole durch Urlaub am Meer) • Auto statt Flugzeug • Mobiler Konzentrator • Zusatzversicherung - Schutzbrief für alle Fälle • Traumurlaubs-Tipp

Trotz aller Erkenntnisse rund um die täglichen Erfordernisse im Alltag, die vorausschauende Planung aller Aktivitäten, die zeitlich am Morgen und Abend relativ genau eingeteilte Medikamenten-Einnahme und meiner vielen Lehren, die ich daraus gezogen hatte, war meine Urlaubsfreude noch immer nicht restlos gegeben. Fliegen wollte ich nach den Erfahrungen mit Fuerteventura vorerst nicht mehr. Der mobile Konzentrator im Auto sprach dafür, Urlaube mit dem Auto zu machen.

Ich begann Autoreise-Kataloge zu schmökern und suchte mir „gesalzene Ziele“. So nannte ich Urlaube am Meer, um Aerosole auf natürlichem Weg zum Urlaub kostenlos serviert zu bekommen. Die Ostsee, die Nordsee waren erste, ins Auge gefasste Ziele. Die Erinnerungen an verschobene Flüge waren in meinem Kopf zu präsent und die Lungenabteilung in meinem Krankenhaus in Linz zu weit entfernt.

Ich beschloss zu meiner sehr guten Krankenversicherung (Zusatzversicherung/ Einzelzimmer) auch einen ÖAMTC-Schutzbrief zu buchen (*ÖAMTC - österreichischer Autofahrerclub - Schwesternclub des ADAC*). Wenn dieser auch zusätzliche Kosten verursachte, so überwog bei meiner Urlaubsplanung das Sicherheitsgefühl, im Falle des Falles rasch nach Hause gebracht zu werden.

Auch meine Partnerin war durch diese Maßnahme beruhigt. Sie hatte mit mir ohnedies immer viele Belastungen zu ertragen, um mir das Leben zu erleichtern.

Urlaubsziel hatte ich aber noch keines gefunden. Ich hatte zu einseitig recherchiert.

Ein Zufall brachte mir dann aber einen guten Tipp, der sich später als nachhaltig erweisen sollte: „Fahr nach Kroatien, genauer nach Opatija. Das war schon um 1900 in der k. u. k. Monarchie ein Kurgebiet für Lungenkrankheiten", erzählten mir Freunde aus Kärnten. Und sogar ein Hotel wurde mir genannt, das hinsichtlich seines Angebotes meiner Frau und bezüglich meiner COPD gleichzeitig meinen Anforderungen entsprach.

17 - Hilfreiche Entdeckung in Kroatien

Das „Hotel Miramar“ (Adria Relax Ressort) in Opatija an der kroatischen Kvarnerbucht, ein 4-Sterne-S-Hotel der Holleis-Gruppe aus Zell am See, war mein Ziel. Die dortige Direktorin empfing uns freundlichst und machte mich auf die Vergangenheit der Stadt Opatija als Luftkurort der Monarchie aufmerksam. Sie nannte mir zur diesbezüglichen Information die unterirdischen Verbindungsgänge, die alle Hotelkomplexe, das Restaurant, die beiden Hallenbäder mit Salz- und Süßwasser und die Tiefgarage verbanden. Alles war auf flachen Wegen zu erreichen. Ein Idyll für einen COPDler. Es lag ja auch direkt am Strand.

Die Zimmer und Suiten entpuppten sich als großartig mit Balkonen oder Terrassen mit Blick auf den wunderschönen Hotelgarten und auf das Meer. Ich hatte bei meinem ersten Besuch gleich ein Zimmer mit „Waterfront“-Ausblick und atmete sofort die salzige Brise. Herrlich - aber noch kaum mit einer Wirkung auf meine COPD.

Ich gab mir Zeit. Diese Wände der Verbindungsgänge der einzelnen, um den Garten positionierten, Gästehäuser zur Tiefgarage, zur Rezeptionsvilla oder zur Villa Neptun mit dem Restaurant, zu den herrlichen Restaurant-Terrassen und der Habsburg-Bar entdeckte ich auf Anhieb als mein Museum. An den Wänden fanden sich Erinnerungen an den Luftkurort Abbazia in Zeiten der k. u. k. Monarchie, wie einst das heutige Opatija hieß. Ich fand hier viele Bestätigungen, am richten Platz zu sein.

Ich ging wieder daran, mich auch als Reisejournalist zu betätigen und hielt mich immer wieder kurz in den Gängen auf, weil ich mir hier auf alten gerahmten Original-

Dokumenten Auskünfte holen konnte - über die Lungenkrankheiten, die hier behandelt worden waren und über die Habsburger an der sogenannten „K.u. K. Riviera", der Kvarner Bucht. Bei den Spaziergängen suchte ich die Orte und Villen, die prächtig restaurierten Hotels und ehemaligen Kuranstalten auf, um meine Geschichten damit abzurunden. Ich wandelte auf Pfaden, die meinem Wissensstand, meinem Beruf und meiner Erkrankung gut taten. Ich erfuhr von den Lungenkur-Möglichkeiten des ehemaligen Abbazia, erfuhr, dass dieser Ort speziell in den Wintermonaten von der Crème des Wiener Hochadels als Kur-Domizil auserkoren war. Dass große Ärzte der Monarchie das Gebiet der Kvarner Bucht anhand vieler Untersuchungen als Lungenheilgebiet forcierten. Hochadel, Lungen-Kur und ich ... - ein interessantes Gefühl.

Gleichzeitig sollte ich schon wenige Stunden nach meiner Ankunft feststellen, dass sich beim Einatmen etwas ändert. Anfangs ging es mir genau genommen gar nicht so gut. Ich verordnete mir weiterhin Geduld. Auch am nächsten Tag hatte sich mein Körper noch nicht umgestellt. Ich empfand die gegenüber der Industriestadt Linz so leichte, angenehme Luft als noch nicht wirksam. Es kam mir sogar vor, als ginge das Einatmen ein wenig schwieriger als sonst vonstatten. Das sollte sich am dritten Tag aber rapide und zum Positiven ändern. Ich konnte das nicht fassen, plötzlich ging alles leichter, ich konnte tief einatmen und den nächsten und übernächsten Tag kaum erwarten – tatsächlich machte ich jetzt gespürt stündlich Fortschritte, die mir sensationell erschienen.

Ich bildete mir das nicht ein und war überwältigt. Mein Pulsoxymeter zeigte Werte, die ich in mit so guten Werten kaum kannte. Ab 94 und höher ...

Ich war in einem Therapiegebiet und mein Urlaub „funktionierte" auf meine Lunge bezogen nach drei Tagen so gut wie schon Jahre nicht mehr. Es war eine Wohlfühltherapie. Meine mittlerweile alte Freundin COPD verhielt sich ruhig wie lange nicht. Es schien, als hätte sie Hemmungen bekommen ...

Schon am vierten Tag des ersten Aufenthaltes stellte ich fest, dass direkt am Hotel der „Lungomare" vorbeiführte. Dieser „Kaiser Franz Josef-Lungomare" ist ein ebener 12 Kilometer langer Spazierweg direkt am Meer. Ich ging dort nun täglich und dehnte die Distanz ohne Probleme immer weiter aus. Tatsächlich schaffte ich sechs, dann neun und schließlich sogar alle 12 Kilometer. Und wieder freute ich mich wie ein kleiner Junge, das geschafft zu haben und konnte es kaum erwarten, das Erfolgserlebnis meinem Lungenfacharzt zu erzählen.

Ich wandelte durch die Aerosole, die das Meer erzeugt, wenn es auf die dortigen Felsen ans Ufer brandet. Wenn die Bora bläst, ist der Aerosol-Sprühwind besonders gut und deutlich zu spüren. Da hat mein chemisches Dosier-Aersosol *„Berodual"* Pause und die natürliche Wirkung ist fulminant. Meine Story über den Urlaub und mein Radio-Beitrag darüber bekamen plötzlich eine Wendung: Das ist der Urlaubsort für COPD- und Asthma-Patienten. Die Medizin-Kapazunder der Monarchie konnten sich nicht geirrt haben. Abbazia/Opatija ist ein Lungenkurort für das ganze Jahr.

Mittlerweile ist mir das „Hotel Miramar" und Opatija schon 20 Aufenthalte ein toller Gastgeber gewesen. Es ist mein Urlaubsziel und erzielt bei mir immer und immer wieder diesen „Reha-Effekt". Dazu kommt die leichte Küche des Hotels mit feinen Fisch-Angeboten und hervorragender alter österreichischer Küche. Noch nie bin ich dort übersättigt vom

Tisch aufgestanden. Das ist der nächste Vorteil. Denn ein übervoller Magen drückt auch auf die Lunge. Nicht so im „Miramar". Dieses großartige Hotel ist auch ein Jungbrunnen für mich.

Auch Mali Lošinj ist übrigens so ein Luftkur-Gebiet mit diesen wundersamen Effekten für COPDler und Asthma-Patienten. Das kann ich heute guten Gewissens sagen und empfehlen.

18 – Die Notärztin, die mir mit Ozon weiterhilft

- Meine Immunschwäche • Neu und erfolgreich: Ozon-Behandlung
- Nahrungsergänzungsmittel bei Mangelerscheinungen

Das Wetter daheim in der Industriestadt Linz spielte nach meinem Empfinden wieder einmal verrückt. Trübe Tage, Feuchtigkeit, Nebel und die erste Grippewelle des ausklingenden Jahres war angekommen. Zudem war ich einige Zeit wegen der Arbeit verhindert gewesen, zu meiner „Aerosol-Tankstelle“ nach Opatija zu fahren, um aufzutanken.

Die Menschen stürmten die Ordinationen – ich wusste, dass auch ich ein Kandidat war.

Zudem hatte ich meine Grippeimpfung noch nicht erhalten. Es war Ende Oktober. Diese Grippeimpfung zählt für mich zum Jahresritual und das sollte für alle COPD-Erkrankten gelten. Ebenso die Pneumokokken-Impfung, die aber nicht alle Jahre erforderlich ist.

Meine Abwehrstoffe wurden jedenfalls in dieser Situation von mir selbst als „am Nullpunkt“ eingestuft. Ich bildete mir Horrorversionen ein: Wenn auf der anderen Straßenseite jemand hustete oder einen Nießanfall hatte, brauchte ich nicht lange zu warten, um die Symptome selbst zu spüren. Ein Fehler von mir. So öffnet man den Viren und Bakterien mit seiner Einstellung Tür und Tor.

Menschenansammlungen musste ich meiden. Zum Arzt wollte ich nicht, weil ich mich dort in den Wartebereichen unter Patienten befand, die ähnlich schlecht beisammen waren wie ich.

Meine grundsätzlich positive Einstellung war wieder einmal wie weggeblasen. Diese Rückschläge treffen dann und wann auch den schnaubenden Wolf.

Ich fühlte mich schlecht und verspürte Angstgefühle, dass sich der Schnupfen und die Erkältung tiefer in die Lunge absetzen könnten. Was mich dann erwarten sollte, war mir aus meinen Erfahrungen längst klar. Verschleimung, Atemnot, vielleicht sogar wieder eine Exazerbation. Die Befürchtungen sollten sich bestätigen.

Es war ein Sonntag, als der Anfall am Nachmittag einsetzte und ich mich bald nur noch auf der Bettkante kauernd damit beschäftigte, mein heftiges Verlangen nach Luft mit Lippenbremse und langsamen Ausatmen zu begegnen. Den Flatter hatte ich im Einsatz.

Es war höchst anstrengend und mein Zustand besserte sich kaum. Wenigstens die heftigen Mangelattacken an Luft konnte ich etwas minimieren. Ich bekam das alles zwar relativ in Griff, aber so stand mir eine schlaflose Nacht bevor. Wenn ich mich auf die linke Seite legte, kam sofort die Atemnot wieder. Wenn ich mich rechts drehte, war es auch nicht viel besser. Der Sauerstoff-Konzentrator lief zwar, aber so konnte es nicht bleiben. Der Weg zur Toilette war mir mangels Luft wieder versagt und ich verkniff mir den Drang. Die Exazerbation war da und mir kam sofort wieder die Intensivstation in den Sinn. Annemarie wollte sich das nicht mehr länger ansehen und rief den Notarzt. Ich ließ daher das Notfallpaket unangetastet.

Dieser Notarzt war schnell da. Besser gesagt eine sehr freundliche Notärztin kam herein. Sie kam ins Schlafzimmer, wo ich schwitzend und keuchend als der „schnaubende Wolf" auf dem Bett saß und kaum ein Wort ihres Grußes erwidern konnte.

Sie sah mich und wusste sofort, was zu tun war. Und ich wusste, was sie nun tun würde. Schon zog sie die Kortison- und auch die Bricanyl-Injektion auf und verabreichte mir diese. Meine Situation beruhigte sich nach gut 30 Minuten. Die Ärztin stellte sich nach meiner Besserung und einem weiteren Check als Dr. Renate Thiele vor und erklärte mir, was nun in meinem Körper vorgeht. Sie blieb bei mir, bis ich wieder aufstehen konnte und gut bei Luft war, dann sagte sie: „Kommen Sie doch einmal morgen Montag in meiner Praxis vorbei. Ich glaube, ich kann Ihnen wegen ihres Mangels an Abwehrstoffen helfen."

Am nächsten Morgen war ich dort ihr erster Patient. Nach einem Patientengespräch eröffnete sie mir die Möglichkeiten einer Ozon-Behandlung, genauer gesagt einer Ozon-Sauerstoff-Therapie mit NaCl+Ozon Tropfinfusion. Ozon? Das kannte ich nur von Gewittern, wenn die Luft kurz und so angenehm nach Ozon roch. Ozon! Es wirkt entzündungshemmend und -vorbeugend, speziell bei einem geschwächten Immunsystem, erfuhr ich von Frau Doktor Thiele. Mein Immunsystem war ja am Boden. Ich stimmte sofort einer Ozon-Sauerstoff-Kur mit zehn Infusionen zu und erhielt diese erste sofort. Schon während dieses Vorganges fühlte ich, wie ein Frischegefühl einsetzte.

Frau Dr. Thiele gab sich mit dieser Infusion aber nicht zufrieden. Sie nahm mir Blut ab, um - wie sie sagte - ein Gesamtbild zu bekommen und meine Mangelerscheinungen zu orten. Am nächsten Tag hatte sie den Blutbefund, den sie mir zeigte. Er strotzte nur so von Abweichungen in den Minusbereich. Diverse Vitamine, Magnesium, Zink und so weiter - als wäre bei meinem Auto alles leer, was ein Auto zum Fahren braucht.

Sie begann mit einer auf den Grund gehenden gesamtheitlichen Behandlung, wie ich diese vom Umfang her von einem praktischen Arzt bisher nicht kannte. Vielmehr mutete sie eine Behandlung wie im Krankenhaus an - nur in einer gemütlichen Ordination mit ihr als Ärztin und Pflegerin, Schwester und Assistentin in Personalunion. Die gewinnende Art dieser Medizinerin tat ein Übriges, mich wohl zu fühlen und sofort Vertrauen aufzubauen.

Sie verordnete mir Nahrungsergänzungsmittel bester Qualität, die sie mir auch gleich mitgab. Dazu die Ozon-Infusion. Und O-Ton-Thiele „noch ein kleiner Lungen-Mix als Infusion drauf". Ich spürte eine noch nie gekannte Motivation, die wohl auch die verspürten oder von mir vermuteten negativen Symptome sofort in meinem Kopf nach hinten reihte. Und ich sollte mich nicht täuschen.

Es ging mir jedenfalls binnen drei bis vier Tagen wesentlich besser. Die zugeführten Mittel zeigten ebenfalls langsam Wirkung. Das Ozon wirkte Wunder. Und mein Gesamtzustand besserte sich in kaum mehr gekannte Höhenflüge. Vor allem aber normalisierte sich mein innerer Haushalt an Abwehrstoffen. Das merkte ich schon im Rahmen der nächsten Schnupfenzeit ein paar Wochen später, die an mir spurlos vorüberging.

Dass ich fortan zwei Mal jährlich vor den Erkältungsmonaten im Herbst und Spätwinter bei ihr zur Ozonbehandlung gehen sollte, wusste ich damals noch nicht. Es wurde aber bald diskutiert und beschlossene Sache.

Die Tatsache, dass sie Wahlärztin war und ihre Ordination für mich auf Anruf sogar zu den unmöglichsten Tages- und Abendstunden öffnete, überzeugte mich zudem. Einmal hatte Frau Doktor Thiele an einem Wochenende Dienst als Notärztin und nahm zur dortigen Dienststelle alles mit, was sie für meine Behandlung benötigte. So konnten wir eine Therapie ohne Unterbrechung auch am Wochenende fortsetzen.

Es war dies eine Ozon-Sauerstoff-Therapie per NaCl+Ozon Tropfinfusion in Kombination mit einer Antibiotika-Therapie, weil ich mir einen bösen Keim eingefangen hatte, der sich über mehrere Wochen bei mir eingenistet hatte. Der sollte sich als hartnäckig erweisen. Durch Dr. Thieles Variante wurde die Wirksamkeit der Medikamente aber verbessert. Wieder beeindruckte mich diese tolle Ärztin durch ihre Genauigkeit, mit der sie den Ursachen auf den Grund ging. Einmal mehr stand ich auf dem Prüfstand: Blut, Labor, Röntgen, CT oder MR – sie wollte alles wissen und ich folgte ihren Anweisungen mit den von ihr verordneten Besuchen bei den Fachärzten sowie im Labor bereitwillig.

Der Keim „Clamydius pneumoniae“ verzog sich nach den medikamentösen Attacken aber nicht gleich. Er wanderte in mein Bein und schmerzte dort.

Frau Dr. Thiele wurde von mir darauf angesprochen. Sie verstand es mich auch in dieser Situation zu motivieren: „Das ist zwar jetzt nicht gut, aber es ist auch positiv, denn nur dieser Keim wandert, wir haben also die Gewissheit, dem richtigen Keim auf der Spur zu sein. Und jetzt können wir wirkungsvoll gegensteuern.“ Sie schaffte es – wir beide schafften es tatsächlich. Im Labor mussten sie Überstunden machen, sooft schickte Frau Doktor meine Proben zur Analyse.

Nach mehreren Wochen, ja Monaten eines durchgängig relativ schlechten Zustandes wegen des Keimes besserte sich meine Situation plötzlich rasch. Der schnaubende Wolf atmete im wahrsten Sinne des Wortes wieder auf und wandelte sich zum fleißigen Wolf, der ohne große Beeinträchtigung wieder voll im Arbeitsprozess stand. Wenngleich ich auch in den Wochen mit dem Keim stets meinem Job nachgegangen war. Ich wollte mich nicht hängen lassen und dem Keim zeigen, dass da jemand gegen ihn kämpft. Ein schnaubender Wolf ist noch immer ein Wolf, der sich nicht kampflos ergibt.

Es war ein großer Sieg, der da von Frau Dr. Thiele und mir gelandet wurde. Und gleich griffen wir vorausschauend wieder an. Sie checkte erneut mein Blut und las daraus, dass alle meine Werte wie im medizinischen Bilderbuch aussahen. „Wie ein Säugling“, sagte sie lächelnd. Und ich fühlte mich auch wie neugeboren. Weshalb wir nun auf vorbeugende Therapie setzten. Die Ozon-Sauerstoff-Infusionen waren gemeint. Auch das stellte sich als richtig heraus.

Mittlerweile sind mir diese Ärztin und ihre Ordination zur Oase geworden. Wer geht schon gerne zum Arzt? Zu ihr gehe ich immer gerne. Ihr Humor, ihre Kompetenz und Kampfbereitschaft, ihre immerwährende Genauigkeit, ihre Güte und fallweise auch Strenge sind Teil meiner Philosophie gegen die Immunschwäche und natürlich auch gegen meine „Freundin COPD“ geworden. Letztere schien eifersüchtig zu sein und hatte sich in einen Winkel meiner Lunge zurückgezogen. Mit anderen Worten: Sie gab Ruhe.

Es hat mich auch immer gefreut, dass meine selbst festgestellten Erkenntnisse und Maßnahmen von ihr als richtig und auch für sie interessant eingestuft wurden. Das beflügelte mich immer wieder bis zum heutigen Tag.

Dass sie mir zwischenzeitlich auch noch einen, nein eigentlich zwei Bandscheibenvorfälle „repariert" hat und selbst die gefürchteten Infiltrationen bei ihr wie Streicheleinheiten anmuten, muss ich hier nicht gesondert erwähnen. Die von ihr einst als Notärztin behandelte Exazerbation war im Nachhinein positiv, weil ich sie und ihre ärztliche Kunst kennenlernen durfte und von ihr über Jahre bis heute profitiere. Beim jüngsten Besuch im Dezember 2017 eröffnete sie mir, dass sie für mich eine weitere Behandlungsvariante im Jahr 2018 plane. Diese Frau versteht es, mir Hoffnung zu machen.

19 - Akupunkt-Massage: Es hilft, wenn die Energien fließen.

Meine Nichte brachte mich im Jubiläumsjahr „10 Jahre Freundschaft mit meiner COPD" darauf, doch einmal ergänzend zu den periodischen „Spiro-Tests" bei Lungenfacharzt Dr. Wolfgang Höller und den Ozon-Sauerstoff-Infusionen bei Frau Dr. Renate Thiele die Akupunkt-Masseurin Mag. Sonja Mayrhofer in Linz aufzusuchen. Sie arbeitet nicht nach der Methode nach Penzel sondern nach AMM - also der chinesischen Version mit den Meridianen. Der schnaubende Wolf wurde sofort neugierig und meldete sich dort an.

Den ersten Besuch vergesse ich mit Sicherheit mein Leben nicht mehr. Die nette wie kompetente Therapeutin versteht es wirklich und sehr rasch, die Energien fließen zu lassen. Sie erklärte mir die Funktion der Organe, dass etwa die Milz das „Feuchtigkeitsorgan" sei, und die Lunge das „Kälteorgan". Hier setzte sie gleich einmal den Hebel oder besser den Stift am Punkt an. Dabei erklärte sie mir alle Funktionen. Das war genau das, was ich immer auch von den Ärzten wollte.

Die Milz wurde aktiviert, dass mir der Impuls scheinbar bis in den Scheitel des Kopfes schoss. Zumindest der Schmerz, den ich fühlte.

Bei der Lunge verhielt sich das ähnlich. Bei der Leber glaubte ich, nun über den Scheitel meines Kopfes hinaus in den Himmel zu fahren. Allerdings hören diese Schmerzimpulse auch relativ rasch wieder auf, wenn der Fluss der Energien in Gang kommt. Ein schlussendlich tolles Gefühl.

Zum Ende der Einheit nahm sie noch Behandlungen zum Entschleimen vor. Ich verließ diese erste Behandlung mit einem Gefühl, „wie neugeboren“ zu sein.

Anfangs bat sie mich zu wöchentlich je zwei Terminen, die mir sichtlich und spürbar gut taten. Mit den Wochen reduzierte die Therapeutin die Behandlungen auf einmal die Woche, dann auf einen bis heute anhaltenden zwei- bis drei-Wochen-Takt. Ich schwöre auch auf diese Behandlung und bin treu ergebener Patient. Denn sie legte bei den Einheiten noch zu. Da wurde ich „geschröpft“, aber nicht im Börsel sondern am Rücken, und verließ die Praxis mit „Lutschflecken“, die aber vom Körper Energien forderten, gegen sie wirksam zu werden. Das tat mir gut. Ich bekam Klopfmassagen zum Ende der Einheiten. Und ich lernte bei allen diesen Besuchen sehr viel, wie die Organe funktionieren.

Bemerkenswert war dann der Besuch beim Lungenfacharzt, den ich im vereinbarten Turnus aufsuchte. Ich war von einem Infekt angeschlagen. Der „Spiro-Test“ fiel dennoch nicht - wie in diesem Fall sonst üblich - gegenüber dem letzten Besuch ab.

Im Gegenteil: Ich fand mich bei 32 Prozent FEV1 im Bereich des letzten Besuches, bei dem ich aber relativ fit war. Und: Die Lunge klappte nicht wie sonst beim Einblasen nach zwei bis drei Sekunden zusammen, hielt diesmal viel länger durch. Daraus war zu folgern, dass ich ohne meinen Infekt länger ausblasen und den FEV1 damit verbessern könne.

Die Akupunkt-Therapeutin darauf angesprochen: „Ja, das höre ich nicht zum ersten Mal, dass sich der FEV1 verbessert. Eine Patientin vor Ihnen machte die gleiche gute Erfahrung.“

Drei Monate später stellte sich diese Hoffnung als wahr heraus. Mein FEV1 erhöhte sich in Richtung 34, 35 Prozent - und da war noch Luft nach oben. Ich führte das weiterhin auf die Akupunkt-Massagen zurück.

20 - Abhusten von Sekret mit dem PARI-PEP-System II

Ich hatte jedoch in der Zwischenzeit auch täglich am Morgen und Abend das Abhusten meines Sekrets mit meinem PARI-PEP-System II begonnen, das mir mein Lungenarzt empfohlen hatte. In dieses „Programm" hatte mich mein Neffe und Physiotherapeut aus der Familie meiner Frau, der Familie Ursprunger, sehr professionell eingeschult. Jakob zeigte mir, dass ich vor dem Einblasen in den PEP kurz die Luft stoppen sollte, um Druck hinter das Ausblasen zu bringen. Die Wirkung war sehr gut. Ich hatte das sofort verinnerlicht und vor allem: Ich profitierte sofort von der guten Wirkung - und meine Freundin COPD bekam wieder ihr Fett ab, sprich den nächsten Dämpfer. Denn das Sekret, das ich brutal „Schleim" nannte, sprudelte förmlich aus mir heraus. Ohne Belastung.

Mit dem PARI-PEP-System II ist die kombinierte PEP- und Inhalationstherapie möglich. Vorteilhaft ist, dass diese Therapie zeitsparend und effizient funktioniert, wenn man sie richtig ausführt. Sie mobilisiert das Sekret und vereinfacht das Abhusten spürbar. Die Atemwege werden stabilisiert. Durch den individuell einstellbaren Ausatemwiderstand wird einem Bronchial-Kollaps entgegengewirkt. Das hat mir mein Lungenfacharzt erklärt, durch die Erleichterung beim Abhusten habe ich das auch gespürt. Der dazugehörige Druckanzeiger dient der Kontrolle des Ausatemwiderstandes und zur Kontrolle während der PEP-Therapie System II. Das System ließe sich auch mit meinem Vernebler kombinieren, ist aber am Morgen auch ohne diesen einsetzbar. Ich kann dieses System guten Gewissens empfehlen.

Dazu steht meine Frau eigentlich immer bei Bedarf mit Klopfeinheiten am Rücken zur Verfügung. Jakob hat auch sie diesbezüglich eingeschult. Auch diese Klopfeinheiten empfinde ich als sehr hilfreich und angenehm. Dieses tägliche erleichterte Abhusten wirkt grandios und auch nachhaltig den Tag über wie auch in der Nacht. Vor allem hat man das gute Gefühl, zusätzlich mit dem Sekret, für das ich aus taktischen Gründen viel lieber das grässliche Wort „Schleim“ verwende, die Krankheitserreger entfernen zu können. Seit ich täglich diese Übungen mache, weiß ich auch mein Immunsystem gestärkt.

Aber auch hier mein grundsätzlicher Tipp: Fragen Sie den Arzt bzw. einen auf Lungenprobleme geschulten Therapeuten und lassen Sie sich die richtige Handhabe eingehend erklären.

Wenn ich hier zusammenfasse, so ist speziell in den Jahren 2015 bis 2017 viel Positives passiert. Die Akupunkt-Massage bei Frau Mag. Mayrhofer, das PARI-PEP-System II auf Anraten von Dr. Wolfgang Höller und die Umsetzung unter Anleitung durch den geschulten COPD-Therapeuten Jakob, und nicht zu vergessen die Ozon-Therapie bei Frau Dr. Thiele. Drei große Schritte waren gesetzt, die noch dazu sehr wirkungsvoll waren und sind.

Ich bemerkte am starken Rückgang meiner „schnellen Infektionen“, dass sich meine Abwehrstoffe gut entwickelt hatten. Dazu hatte ich drei bis vier Mal im Jahr meinen „Kurort“ Opatija für jeweils ein bis zwei Wochen aufgesucht. Die dort inhalierten Aerosole waren wohl auch sehr wirksam. Und die alljährliche Grippeimpfung tat wohl auch das ihre dazu.

Den Winter 2016/2017 mit einem endlos langen und bitterkalten Jänner 2017 überstand ich erstmals seit der COPD-Diagnose ohne Probleme. Das Frühjahr kam und ich war besser beisammen, als all die Jahre zuvor - und das zum Jubiläum „10 Jahre Freundschaft mit meiner COPD"...

Mein Ziel wurde daher neu definiert und der Reihe nach mit dem Lungenfacharzt Dr. Höller, mit Fr. Dr. Thiele und mit der Akupunkt-Therapeutin abgestimmt: Ich will die 40 Prozent FEV1 wieder erreichen. Ich wusste, dass es ein zäher Kampf wird, der sich aber lohnen wird. In kleinen Schritten winkt mir beim „Spiro-Test" fallweise schon die Zahl 34 ...

Und ich wusste und weiß, dass ich mein Gewicht von 82 bis 84 Kilogramm dazu halten muss. Zu Beginn der COPD vor nunmehr mehr als 10 Jahren waren das noch 108 Kilo gewesen. Ich tat mir daher beim täglichen Treppen-Training viel leichter. Jeden Tag strich und streiche ich mir weiterhin ein paar Stufen beim Lift und kämpfte mich zu Fuß ein Stockwerk oder auch zwei hinauf. Wenn es besonders gut geht, schaffe ich sogar drei Etagen.

Ich forcierte zudem mein Training am Ergometer und am Kraftgerät. Der Sonntag wurde mein „Ergometer-Tag" mit geplanten 20 Minuten, tatsächlich aber oft auch 30 bis 40 Minuten „radeln".

Ja, COPDler müssen Ziele haben, sie ständig hinterfragen und immer wieder neu definieren.

Der eingeschlagene Weg mit dem immer größeren Erfahrungsschatz stimmte jedenfalls.

Die Basis muss aber auch exakt eingehalten werden: Inhalation und Medikamente waren und sind pünktlich zwei Mal am Tag Pflicht. Das ist ein COPD-Gesetz, wie auch die abschnittsweisen Kontrollen beim Lungenfacharzt.

21 - Desinfektion von Schläuchen und Geräten - ein Muss

Man sieht nicht mit freiem Auge, was gefährlich ist, darin lauert für COPD-Erkrankte die größte Gefahr.

Speziell an täglich verwendeten Geräten und Behelfsmitteln wie die Nasenbrille am Sauerstoff-Konzentrator, der Vernebler Pari-Boy, das PARI-PEP-System II. Täglich sind die Dinge im Einsatz, ob man relativ fit oder relativ krank ist. Die Krankheit COPD ist ja immer präsent, auch wenn ich mich besser fühle. Exakt dann darf ich nicht nachlässig werden.

Ich für meine Person habe auch länger gebraucht, das zu erkennen. Beim „Spiro" beim Lungenarzt geht das dortige Fachpersonal mit gutem Beispiel voran. Alles wird desinfiziert, sterilisiert. Oft unterliegt man dem Irrglauben, das zuhause unterlassen zu können. Der Servicemann des Sauerstoff-Konzentrators von „LINDE Healthcare" klärte mich auf: „Sie glauben nicht, was mir oft unterkommt. Da hängt der Schlauch am Konzentrator, den ich beim letzten Service vor einem Jahr dort angeschlossen habe. Dabei sollte man mindestens alle zwei bis drei Wochen die Nasenbrille wechseln."

Die Ärztin sagt, „optimal wäre es jeden Tag", aber diese Brillen kosten und werden von der Krankenkasse nicht bei täglichem Wechsel finanziert. Das geht ins Geld, wie auch die medikamentöse Versorgung eines COPDlers. Wichtig ist auch die Befeuchtung des Sauerstoffs - aber mit Sterilwasser. Mir sind schon Behälter am Sauerstoffgerät untergekommen, die man mit Wasser aus dem Wasserhahn befüllen kann, um die Sauerstoffzufuhr zu befeuchten, was ja den Schleimhäuten guttut. Ich rate davor ab, mit dem Leitungswasser diese Befeuchtung vorzunehmen. Besser sind im Handel erhältliche Sterilwasserflaschen, die nach Gebrauch weggeworfen werden. Hier wird man bei „LINDE Healthcare" (online für Sterilwasser und Nasenbrillen) fündig oder im Internet (z.B. Amazon). Auch örtliche Bandagisten/Sanitätshäuser führen ein diesbezügliches Angebot.

Besonders bei Infektionen täglich wechseln

Bei starker Verkühlung oder Grippe bzw. grippalem Infekt oder Schnupfen kommt es mir so vor, als würde ich mich jeden Tag aufs Neue anstecken, wenn ich die Nasenbrille des Vortages wieder verwende, wo in der Nacht davor der Schnupfen alles verklebt hat, ich viel Sekret abgehustet und Fieber hatte. Da wechsle ich sooft es geht. Ein Tipp: Hier sind Angebots- und Preisvergleiche im Internet einzuholen (*Amazon hat günstige Angebote*) und große Mengen an Schläuchen/Nasenbrillen zu bestellen.

Schläuche/Nasenbrillen - wöchentlich wechseln, Flatter desinfizieren/sterilisieren

Flatter jeglicher Art - am besten nach jeder Verwendung oder einmal täglich reinigen, desinfizieren (Gebrauchsanweisungen beachten) bzw. sterilisieren. Inhalatoren (Pariboy) mit Equipment nach jedem Gebrauch reinigen und desinfizieren (Gebrauchsanweisungen beachten).

Desinfektionsgeräte

Wirkungsvoll erweisen sich die handlichen Geräte für Babyflaschen (*z.B. Marke NUK*). Darin ist alles in einem Arbeitsgang unterzubringen, was desinfiziert bzw. sterilisiert werden soll.

Kosten sind nicht zu unterschätzen

Knapp 40 Euro pro Monat für einen Komplettsatz an Medikamenten - nur an Rezeptgebühren - sind in etwa meine. 500 Euro Rezeptkosten pro Jahr sind keine Seltenheit. Da sind die teuren Nahrungsergänzungsmittel für Vitamine etc. nicht eingerechnet. Und auch die Akupunkt-Massagen und Ozontherapien kosten Geld. Es lohnt sich, bei den Ärzten bzw. Therapeuten Angebote einzuholen, ehe der Start erfolgt. Aber der Zweck heiligt die Mittel.

22 - COPD & Begleiterkrankungen–was ich dagegen unternehme

Immunschwäche

Die Immunschwäche war für mich ein langjähriger Dauerbegleiter. Bis ich mit Ozonbehandlungen, die entzündungshemmend wirken, dagegen steuern konnte. Hier lohnt der Blick ins Internet, welche Ärzte Ozonbehandlungen anbieten. In meinem Fall ist es Frau Dr. Thiele in Leonding bei Linz. Sie geht vor der Ozonbehandlung mit Bluttests der Sache auf den Grund und steuert dann gezielt dagegen. Ozon, aber auch Medikamente sind hier gute Werkzeuge. Ozonbehandlungen im Turnus von etwa zehn Sitzungen mit Infusionen sind aber nicht gerade billig. Die Krankenkasse ersetzt hier leider fast nichts. Eine Zusatzversicherung ist günstig.

Diabetes mellitus

Auch Diabetes mellitus wurde bei mir nach verstärktem Durst- und Hungergefühl festgestellt. Hier habe ich Medikamente, die ich täglich einnehme. Der Arzt verordnet diese. Weil auch die Medikamente für COPD den „Zucker treiben". Daher hilft hier vor allem Ausdauertraining, wie etwa das Training am Ergometer oder auf einem Laufband. Bei schönem Wetter am Rad oder am Spazier- und Wanderweg.

Ergometer-Training hilft – aber Achtung: nicht übertreiben

Die Herzfrequenz sollte nicht über 120 gehen. Diesen Wert hat ein COPD-Erkrankter schnell erreicht. In leichter Belastung zu fahren (25 - 35 Watt) ist daher in der Anfangsphase sinnvoll. Mindestens 20 Minuten sollte ein Training schon dauern. Nach wenigen Trainings stellt sich schon eine Leistungssteigerung ein. Dann kann man die Watt erhöhen, soll aber die Herzfrequenz im Auge behalten. Fahren sie die Watt zurück, wenn die Frequenz über 130 geht. Ich fahre stets locker weiter und ertappe mich, dass es ab 15 Minuten immer leichter geht. Ich komme richtig in Fahrt, empfinde das Schwitzen als gesund. Und dann sehe ich mir mit der Recovery-Taste an, wie schnell mein Körper wieder runter auf Normalbetrieb kommt. Mit fortlaufendem Training wird dieser Wert immer besser. Der Blutzuckertest bestätigt mich auch.

Osteopenie - Osteoporose – auch Folge der Einnahme von Kortison

Tests in regelmäßigen Abständen bezüglich der Osteopenie bzw. der in der Regel folgenden Osteoporose sind unbedingt anzuraten. Es gibt gute Medikamente, um gegenzusteuern, die je nach Dosierung täglich oder wöchentlich eingenommen werden. Mein Medikament DEKRISTOL nehme ich wöchentlich. Der Arzt ist hier der beste individuelle Ansprechpartner für die Dosierung.

Herz-Kreislauf-Erkrankungen

Sie können auch bei COPD-Patienten gehäuft auftreten. Logisch, denn sie tragen ja eine chronische Entzündung mit sich herum. Herzinsuffizienz (Herzschwäche) oder Bluthochdruck sind daher durchaus zu diagnostizieren. Und die Sauerstoffversorgung ist ja nicht optimal, was auch eine Ursache sein kann. Wasser in den Beinen könnte dafür schon ein erster Hinweis sein. Wenn die „Pumpe“ es nicht mehr ausreichend schafft, muss der Arzt konsultiert werden. Ich stelle dies ebenfalls dann und wann fest, wenn ich etwa in Grippezeiten angeschlagen bin und die Atmung nicht so funktioniert, wie ich mir das vorstelle.

Leichte Übungen - so nebenbei beim Fernsehen oder Radiohören am Morgen ...

So habe ich mir beim Fernsehen Fußbewegungen, Fußgymnastik angewöhnt, die sich sehr gut anfühlt und günstig auswirkt. Ich habe auch immer leichte Hanteln bei mir, mit denen ich meine Armmuskulatur beschäftige. Am Ergometer absolviere ich 20 bis 30 Minuten.

Ich stelle mich auch täglich daheim an die Wand und dabei auf die Zehenspitzen, dann wieder runter, rauf, runter - rund drei Minuten am Morgen oder für die Dauer eines Liedes aus dem Radio.

Morgengymnastik bei Musik - leichte Übungsform

Meine leichte Morgengymnastik habe ich mir von der Wassergymnastik eines Hotels „abgekupfert" und ins Trockene verlegt.

Ich starte mit einem Fuß, rotiere diesen zehnmal, dann den Unterschenkel, den Oberschenkel - stets jeweils zehnmal. Dasselbe mit dem anderen Bein. Ausschütteln. Durchatmen. Ich habe mich an meinem Körper nach oben gearbeitet und drehe nun den Hüftbereich je zehnmal in die eine und danach andere Richtung. Ich spüre, wie ich hier lockerer werde.

Nun kommt der Oberkörper mit Drehungen nach links und rechts - ich halte dabei die Arme hoch und angewinkelt oder wahlweise gestreckt. Die Wirbelsäule wird lockerer. Nun rotiere ich die Schultern in beide Richtungen.

Dann bin ich beim Kopf und drehe diesen vorsichtig zehnmal nach links und zehnmal nach rechts. Am Schluss geht es zu den beiden Armen, die ich abwinkle und entfalte, mich also wohltuend durchstrecke. Das spannt im Brustbereich und entspannt, dehnt auch die Armmuskulatur (und wirkt sich auf die Atemmuskulatur positiv aus – so habe ich das Gefühl). Das geht locker 20-mal. Nun strecke ich meine Arme – so gut es geht – hoch und schraube fiktiv Glühbirnen ein und wieder aus. Dabei stehe ich auf den Zehenspitzen.

Zwischen den Übungen wird natürlich immer wieder aufgelockert. Nach zwei Musikstücken habe ich mein leichtes Morgentraining abgeschlossen und bin kaum außer Atem gekommen. Wenn doch, signalisiert mir dies, dass ich heute nicht so in Form bin und mich etwas einbremsen sollte. Geht das Training leicht, habe ich einen guten Tag vor mir.

Tagsüber – von täglich bis zweimal wöchentlich.

Nordic-Walking, Ergometer-Fahren, Radfahren, Schwimmen kann ich aus eigener Erfahrung empfehlen. Und lange Spaziergänge. Wichtig ist, dass man alle Herausforderungen ruhig bewältigt. Der Pulsoxymeter sollte ständiger Begleiter sein. Blutdruckmessungen und Notizen – am besten täglich – sind hilfreich und deren Mitnahme zum Arzt hilft weiter.

Natürlich wird der Arzt auch seine Tests empfehlen. Problematisch für den COPD-Erkrankten ist aber hier oftmals der Check am Ergometer mit steigender Belastung. Weit kommt ein untrainierter COPD-Patient hier erfahrungsgemäß nicht. Aber er kann zu aufschlussreichen Ergebnissen kommen, wenn er vorbereitet in diese Tests geht.

Täglicher Trainingspartner – das Stiegenhaus

Mangels eines Ergometers oder zusätzlich ist ein täglicher Trainingspartner das Stiegenhaus daheim oder im Kaufhaus statt Rolltreppe oder Lift. Hier muss die Lippenbremse eingesetzt werden. Zeit darf keine Rolle spielen – und eine bestimmte Systematik ist sinnvoll. Gehen Sie etwa eine Woche zu Beginn des Stiegenhaustrainings nur ein Stockwerk. Dann steigern Sie mit der Zeit auf zwei, drei und so weiter. Sie werden sich wundern, wie schnell sie Fortschritte an sich feststellen.

Fitness-Center

Da müssen die Klasse der Trainer, die Hygiene im Center und auch das Publikum passen. Es bringt nichts, wenn sie Body-Königen begegnen, die womöglich wegen ihrer beständigen Trainingsform lächelnd zu Ihnen herabblicken und Sie demotivieren. Ich kann das „Kieser-Training" empfehlen, das von guten Trainern gecoacht wird, die Ihnen Ihr maßgenaues Idealprogramm in einer gemeinsamen Trainingssession vorgeben, das Sie mit Ihren Eintragungen ganz gemächlich im Laufe der Zeit steigern.

Auch die Geräteauswahl ist groß und kann exakt auf die Bedürfnisse eines COPD-Patienten abgestimmt werden. Sie müssen ihrem Trainer sagen, dass sie COPD-Patient sind, und mit dem Krafttraining vor allem auch Ihre Atemmuskulatur trainieren wollen. Dementsprechend werden die Stationen gewählt. Nach geraumer Zeit kommen weitere Trainingsstationen dazu. Das geht bei „Kieser" und wird auch von den Trainern überwacht.

Das Publikum dort sind Menschen, die es ebenfalls nicht auf Spitzenleistungen und Beauty-Power oder Spitzen-Power anlegen, sondern auf seriöse Trainingsarbeit.

Kraftstation daheim

Auch sie hat etwas für sich. Dazu sollte man aber die Trainingsarbeit in einem guten Fitness-Center und das Funktionieren der Geräte bzw. die idealen Einheiten für einen selbst schon kennen. Mit anderen Worten, ohne Trainingsroutine ist eine Anschaffung einer Kraftstation problematisch. Trainingserfahrenen COPD-Patienten ist diese Investition durchaus zu empfehlen. Die Auswahl ist breit. Ich empfehle hier die Geräte von „Kettler“, die ein Ganzkörpertraining ermöglichen. Sie sind qualitativ sehr gut, nicht in der höchsten Preisklasse angesiedelt und zu ergänzen. Daneben sollte für das Ausdauer-Training ein „Kettler-Ergometer“ stehen, oder vielleicht auch ein Laufband.

Sollten Sie zuhause genug Platz haben, ist auch eine Sprossenwand empfehlenswert. Hier können Sie wirkungsvoll arbeiten. Die Trainingsprogramme sind online in reicher Auswahl zu finden. Hier empfehle ich wieder die Abstimmung mit dem Lungenfacharzt oder dem Physiotherapeuten.

Yoga

Meine erste Yoga-Einheit habe ich mit einer professionellen Trainerin absolviert, die mir die Grundzüge erklärte und mir sagte, dass die Atmung der wichtigste Bestandteil von Yoga sei. Beim ersten Kurs staunte ich nicht schlecht, dass ich unter 16 Damen der einzige Mann war. Also der Hahn im Korb. Ich konnte alle Intervalle durchziehen. Wenn ich als schnaubender Wolf kleine Probleme bekam, ließ ich mir Zeit, bis ich wieder auf „normal“ war. Die Trainerin hatte dafür Verständnis, ging sogar sehr darauf ein und ich fühlte mich in besten Händen. Die Damen waren mit ihrer eigenen Übungsverrichtung beschäftigt. Das tangierte mich nicht. Es ging um „mein Yoga für meine COPD“. Mittlerweile lege ich mir die Yoga-Matte zuhause hin und mache Übungen, die ich aus meinem Kursprogramm nachvollziehe.

Männer können Yoga durchaus auch machen, will ich damit sagen. Und es wirkt nachhaltig und ganzheitlich auf den Körper. Ich habe nachher Muskeln gespürt, von denen ich gar nicht wusste, dass ich diese habe. Und das trotz der vermeintlich leichten Übungen. Aber auch hier gilt: nur nichts übertreiben. Dann ist Yoga sogar sehr empfehlenswert.

Gehen oder Nordic Walken – ja, laufen – nein

Spazieren, Wandern - mit Pulsoxymeter im Gepäck - ist okay. Ebene Strecken sollten es sein. Am besten auch im Urlaub am Meer – mitten durch die Aerosole der Natur. Etwa in Kroatien, aber eigentlich an jedem Strand in Italien oder Spanien. Ich empfehle vor Buchung einen Check auf die Windverhältnisse etwa auf den Kanaren-Inseln, an der Nordsee oder Ostsee. Fuerteventura gilt etwa als Wind-Insel und war mir zu anstrengend. In Italien sind die Winde smart, die Strände flach. Was auch für Gran Canaria gilt.

Andererseits kann es an der so schönen Ostsee oft recht stürmisch sein. Das kann zu anstrengend werden. Zu bedenken ist auch immer der bevorstehende Rückweg, der in infrastrukturell schlecht erschlossenen Gebieten ohne Straßen problematisch werden könnte. Faustregel: Vorher fragen oder recherchieren ist besser als sich auf schöne Bilder zu verlassen und drauflos zu buchen. Denn klar ist auch: Wind sieht man nicht ...

(Beachten Sie meinen Tipp „Wanderungen am Meer" auf einer der folgenden Seiten.)

Laufen oder flottes Gehen mag für COPD-Kranke mit geringer Stufe durchaus auch empfehlenswert sein. Die Puls-Uhr muss dazugehören. Ab Stufe 3 oder 4 kann es aber kontraproduktiv sein. Für mich als „Vierer" lehne ich das

Laufen ab. Es würde mich nur demotivieren und überanstrengen und dabei käme ich nicht weit. Also lass ich es ... Da gehe ich lieber meine vier Kilometer, oder acht, oder sogar 12 gemütlich... Und fühle mich als Sieger.

Wandern ist des COPDlers Frust? Das kann auch Lust sein ...

Ich habe mit meinem Lungenarzt oft über Skifahren oder Wandern in alpinen Regionen gesprochen. Die Luft ist gut, das ist klar. Er meinte aber auch, dass die Höhe problematisch sein könnte, im Winter die Kälte, die man in die Lunge einatmet. Das stimmt. Jeder COPD-Patient reagiert anders, auch auf feuchte Verhältnisse.

Ich habe es immer so gehalten, dass die Bewegung an der frischen Luft, die damit einhergehende Abhärtung und Herausforderung des Trainings prinzipiell nicht schaden können, wenn sie mit Bedacht und Kontrolle vorgenommen werden. Jeder COPDler hat vor Steigungen gehörigen Respekt. Der Pulsoxymeter zeigt dort an, wie die Sauerstoffsättigung oft runter geht. Das soll natürlich nicht sein. Der Wanderpartner muss Verständnis aufbringen oder er - wie ich es mag - geht in seinem Tempo vor, behält mich aber im Auge. Wenn ich mir meine Pausen selbst wählen kann, mich der Ehrgeiz nicht packt, dem Partner folgen zu müssen, dann ist mein Wanderplan im Lot und meine Atmung steht die Herausforderung durch. Dazu kommt meine Einstellung, dass ich niemanden aufhalten will. Das zwingt mich zu schnellerem Gehen, das wiederum ist kontraproduktiv. Mein Standardsatz daher: „Bitte geht vor, ich komme in meinem Tempo nach." Meine Freunde halten sich dran, manche verlangsamen und gehen neben mir. Nett, aber unterhalten können wir uns nicht, weil ich mit mir und meiner Atmung zu sehr beschäftigt bin. Ich nehme diese Atmung sehr genau. So bekomme ich mein gewisses Tempo und kann es länger halten.

Ich wandere gerne auf flachen Strecken, die mir optisch schöne Landschaftsbilder vermitteln. Die Freude für das Auge belohnt mich für die Belastungen, die ich aber nach der Wanderung als sehr positiv empfinde: „Das habe ich geschafft..." und die Hormonausschüttung scheint mich dann nach der Dusche zu beflügeln.

Ich muss nicht in hochalpine Regionen, das wäre mir viel zu unsicher, denn es geht nicht nur um den Weg dort oben, sondern auch um den Weg zurück. Wenn höher oben, dann nehme ich die Seilbahn, gehe am meist doch flachen Kamm und schau oft zurück, wie weit es zur Bergstation retour ist. Die Rast auf einer Hütte lege ich prinzipiell erst nach der Wanderung ein, um mir das nochmalige Aufraffen nach dem Sitzen zu ersparen. Das ist aus eigenen Erfahrungen schon für Gesunde nicht einfach, für COPD-Kranke schon gar nicht.

Mein kleiner Rucksack beinhaltet das mobile Sauerstoff-Gerät, und es ist mir egal, ob mich Wanderfreunde mit der Nasenblende anschauen. Ich habe Wasser dabei, mein Notfall-Paket, entschleime vor dem Start und inhaliere mein Morgenpensum, denn ich wandere prinzipiell am frühen Vormittag.

Meine Routenvorplanung mit bergfex.at

Die Wanderrouten suche ich mir in dem für mich besten Online-Portal, das mir zur Auswahl die Möglichkeit gibt, Höhenunterschiede auszuloten, die Routenlänge, und die landschaftlichen Schönheiten zu wählen. Das Portal heißt www.bergfex.at. Sensationell, welch große Auswahl dort COPD-Patienten finden. Ich gebe etwa ein: Höhenunterschied mindestens 50 und maximal 100 Meter. Schon gehen eine Reihe von Wandervorschlägen in ganz Österreich auf - mit ausführlicher Beschreibung. Bislang haben diese Angaben stets alle gestimmt.

Wanderungen am Meer

Hier findet zur Bewegung zusätzlich die Inhalation natürlicher Aerosole statt. Das ist phänomenal. Mein Lieblingsweg ist hier der 12 Kilometer lange Lungomare in Opatija, Kroatien. Aber eigentlich geht auch die Wasser-Strandzone an jedem beliebigen Strand.

Problematisch sind Dünenwanderungen, die immer wieder mit kleinen aber häufigen Steigungen verbunden sind. Problematisch sind auch die oft starken Winde an den Stränden. Gegen den Wind zu gehen, ist für einen COPD-Patienten oft vergleichbar mit starken Steigungen. Da bleibt einem die Luft im wahrsten Sinne des Wortes weg. Das ist vor Antritt der Wanderung zu berücksichtigen. Wer nun denkt, er geht mit dem Wind, muss berücksichtigen, dass der Rückweg womöglich dann schwerfällt oder nicht zu schaffen ist. Vorsorge zu managen ist hier ratsam, vielleicht eine Öffi-Verbindung zurück checken, oder einen Hotelbus oder PKW organisieren.

Radfahren

Ergometer-erprobte Biker können natürlich ab dem Frühjahr auf das Rad steigen und losfahren. Der erste leichte Schock setzt ein, wenn man vom Ergometer kommend im Freien losradelt. An der frischen Luft ist die Belastung - zumindest für mein Empfinden - eine ganz andere. Die ersten Kilometer am Rad sind gefühlt anstrengender als jene, die mir der Tacho am Ergometer anzeigt. Zwanzig Minuten am

Ergometer schaffe ich viel leichter wie zwanzig Minuten am Fahrrad im Freien. Man muss hier Geduld für den Gewöhnungseffekt aufbringen.

Auch hier lohnt die gute Vorbereitung, welche Strecke mit welchen Steigungen man nimmt. Meine Erfahrungen als „gelernter Österreicher" sind die: Die Strecken im Voralpenland sind zwar wunderschön, aber sie haben viel mehr Steigungen in sich als Routen in Tälern der Alpen, die meist flacher an Flussläufen entlang führen. Ich spreche hier nicht von Mountain-Bike-Routen, die ich links liegen lasse, weil sie ein unrealisierbarer Traum sind.

E-Bike – Einschulung vonnöten – aber dann kommen die Erlebnisse leichter...

In eine schöne Gegend zu fahren, sich dort ein E-Bike zu mieten und dann komfortabel eine Tour zu fahren, genial. Die gute Vorbereitung der Route sollte dennoch nicht fehlen. Das E-Bike-Fahren will außerdem gelernt sein. Der Pannenfall mit Ausfall des E-Antriebes muss mitbedacht sein. Tolle Routen bieten hier eigentlich alle Tourismusveranstalter und gute Hotels in ganz Österreich, der Schweiz oder in Bayern bzw. in den Regionen an der Ost- und Nordsee bzw. den dortigen Inseln an.

In Österreich ist das herrlich flache Burgenland rund um den Neusiedler See ein Hit. Die Wachau zu durchradeln ist auch ein einmaliges Erlebnis – auf beiden Seiten der Donau. Es gibt zahlreiche flache Routen.

Generell sind die Routen an Flüssen wie gesagt empfehlenswert. Auch der landschaftlich reizvolle Donauradweg. Er bietet die Chance, auf das Schiff umzusteigen, um Rasten zu genießen und dennoch dem Ziel näher zu kommen. Die Varianten und Offerte sind hier schier grenzenlos, weil diese Flussrouten für Radfahrer und E-Biker eigentlich durch ganz Europa zu finden sind. Das Radfahrerparadies Holland möchte ich hier jedem ans Herz legen, auch mit COPD - mit dem mobilen Sauerstoff-Gerät im Rucksack oder in der Satteltasche.

Städtetouren - mein Tipp: per Rad

Während einer Besichtigungstour durch Florenz bin ich auf den Geschmack gekommen. Die Fußwege waren mir doch zu anstrengend, es war sehr warm.

Mit dem Rad kam ich trotz meiner COPD überall hin und genoss auch den erfrischenden Fahrtwind.

War es mir kurz zu anstrengend, wurde das nächste Café angesteuert. Dann ging es weiter. Abgesehen von Venedig funktioniert das quer durch Europas Städte. Sehr empfehlenswert sind die wunderschönen Städte in Deutschland, Österreich und der Schweiz.

Als Formel 1-Freak habe ich mir per Rad auch Monte-Carlo - natürlich auf der Grand-Prix-Runde - angesehen. In Rom bestätigt sich, dass die Stadt auf sieben Hügeln liegt, desgleichen wundert man sich in Wien über die vielen Steigungen und Bergab-Phasen. Dafür sind hier die U-Bahnen und das Öffi-Netz sehr einladend, und zwischendurch ein paar Schritte - das geht immer.

Kutsche in Sevilla, Straßenbahn in Lissabon

Ausnahmen sind dazu da, um selbst auferlegte Regeln zu (unter)brechen. Sevilla wollte ich mit dem Rad machen, 40 Grad flirrende Luft ließen den Traum platzen. Aber COPDler wie ich sind erfinderisch. Wir haben eine Kutsche gemietet und uns die Stadt auf diese komfortable Art angesehen. Der Alcazar wurde zu Fuß absolviert. Ich bin den Mauren noch heute dafür dankbar, dass sie die Kunst der Kühlung mit tollen Wasserspielen in diesem Palast beherrschten. Auch das Judenviertel mit engen Gassen in Sevilla ist für COPDler selbst bei Hitze zu begehen. Hier ist es schattig und kühl. Viele kleine Lokale laden mit kühlen Innenhöfen zum Verweilen ein.

In Lissabon war es die originelle Straßenbahn, die wir nahmen, um zu den Sehenswürdigkeiten zu Fuß einige Schritte zu gehen. In Cadiz an der Costa de la Luz (Andalusien) erlaubte ich mir einen Sightseeing-Bus, stieg hinauf in den ersten offenen Stock und sah so, was die Stadt, von der aus Kolumbus gegen Indien zog, zu bieten hatte. Kolumbus landete in Amerika, wir schlussendlich nach einer tollen Stadtrunde in einer schönen Bodega ...–

Madeira – im Karneval – weitestgehend staubfrei für COPD-Patienten

Die Blumeninsel Madeira ist für COPD-Patienten wie mich auch eine Reise wert. Da es hier im Frühling fast jede Nacht einmal kurz regnet, präsentiert sich die Insel am Morgen stets wie frisch geduscht. Das bedeutet: Kein Staub, der mir zusetzen könnte.

Ich spürte das angenehm, konnte gut gehen und inhalierte auch die Aerosole des überall nahen Meeres. Winston Churchill, Stammgast auf Madeira, Kaiserin Sisi oder Kaiser Karl, der auf Madeira begraben ist, wussten schon, wo es hohe Erholungswerte gibt. Im Karneval kommen sehenswerte bunte Umzüge dazu. Die Temperaturen sind angenehm mild – so um die 22 bis 25 Grad. Da ich mir Rio schenke, habe ich mir hier einen besseren Eindruck verschaffen können, nicht so aufgebläht, nicht so laut wie in Brasilien, sondern stimmig, folkloristisch und schlussendlich unvergesslich.

Kreuzfahrten? Ausflüge üben Gruppenzwang auf COPD-Kranke aus. Und: Das Risiko Feinstaubbelastung!

Auch ich habe oft von einer Kreuzfahrt geträumt und mir vorgestellt, am Sonnendeck zu liegen und mir die gute salzige Brise um die Nase wehen zu lassen und sie in meine Lunge zu pumpen. Scheu hatte ich vor den sehenswerten Ausflügen. Dort dabei zu sein, erahnte ich als negativ für mich. Ich kenne meinen Ehrgeiz und will mit der Gruppe mithalten. Dann falle ich ab und störe nur noch. Nein.

Das war mein erster Punkt der Ablehnung. Bis ich ein Foto eines derartigen schwimmenden Hotels gesehen habe, aus dessen Schlot schwarze Rauchfahnen aufstiegen. Ich zählte zwei und zwei zusammen: Egal wo das Schiff fährt, irgendwohin werden diese Abgase geblasen - sie landen an Deck.

Ich ging der Sache auf den Grund: Sehr viele Kreuzfahrtschiffe werden aus Kostengründen mit dem günstigen Schweröl betrieben. Gut vorstellbar, dass dessen Abgase auch „schwer" sind und rasch zu Boden sinken. Am Meer ist der nächste „Boden" das Deck.

Krank durch eine Kreuzfahrt? Das muss ich nicht haben, dachte ich mir und las mich in das Thema ein. Ich wurde fündig: Bei dieser Frage sind sich Naturschützer und die Kreuzfahrtbranche nicht einig. Ein jetzt veröffentlichter Test heizt die Diskussion erneut an, den der Naturschutzbund „Nabu" veröffentlicht hat.

Feinstaubbelastung aus Schiffsabgasen sehr hoch

Der Naturschutzbund „Nabu" hat Ergebnisse eines Tests einer französischen Journalistin veröffentlicht, deren zufolge auf dem untersuchten Kreuzfahrtschiff vor allem die Belastung mit ultrafeinen Partikeln aus den Schiffsabgasen sehr hoch war. „Die Reedereien setzen die Passagiere an Bord einer hohen Konzentration gesundheitsgefährdender Schadstoffe aus", erklärte Leif Miller, „Nabu"-Bundesgeschäftsführer. Saubere Luft weise 1000 bis 2000 Partikel auf. Bei dem Test habe das Messgerät durchschnittlich 60.000 und in der Spitze 380.000 Partikel gefunden. Vor allem hinter den Schornsteinen sei – je nach Windrichtung – die Belastung am höchsten.

Ultrafeine Partikel gelangen in Blut und Atemwege

Ultrafeine Partikel sind laut dem Bundesverband der Pneumologen (BdP) grundsätzlich sehr gefährlich. „Sie haben die unangenehme Eigenschaft, dass sie durch alle Filter im Körper kommen", sagt Pressesprecher Michael Barczok. So gelangen sie ins Blut. Neben Erkrankungen der Atemwege können sie entsprechend auch Probleme im Gefäßsystem des Körpers hervorrufen - zum Beispiel Herzinfarkte und Schlaganfälle.

Neuere Studien zeigten zudem einen Zusammenhang mit Diabetes. Bei Menschen, die schon Atemwegsprobleme haben, die also zum Beispiel unter Asthma oder COPD leiden, würde ein Feinstaubnebel laut Barczok zu einer deutlichen Verschlechterung führen.

Naturschützer fordern bessere Filter bei den Schiffen

Die verdeckt vorgenommenen Messungen der Journalistin auf dem untersuchten Kreuzfahrtschiff seien durchaus auf andere Schiffe zu übertragen, erklärt der „Nabu"-Geschäftsführer. Die Forderungen der Naturschützer sind klar: entweder müssten entsprechende Filter eingebaut oder auf sauberere Kraftstoffe umgestiegen werden.

Kreuzfahrtverband weist Kritik zurück

Widerspruch kommt vom Kreuzfahrtverband Clia. «Uns ist kein Fall einer Erkrankung, hervorgerufen durch ultrafeine Partikel von Kreuzfahrtschiffen, bekannt», sagte Helge Grammerstorf, National Director der Clia Deutschland. Man nehme das Thema aber sehr ernst und unternehme alles, damit Passagiere keiner Gefährdung ausgesetzt sind. Für den Clia sind die Vorwürfe nicht nachvollziehbar: In den vergangenen Jahren habe die Branche rund eine Milliarde Euro in den Umweltschutz investiert. Laut Grammerstorf fahren 23 Schiffe in Europa mit Rußfilter, 70 mit sogenannten Scrubbern zur Abgasnachbehandlung. Für die vom „Nabu" untersuchten ultrafeinen Partikel könnten die Hersteller dagegen bislang keine Filter liefern.

Schiffe werden umgebaut oder nachgerüstet

Die Forderung des „Nabu" nach umweltfreundlicheren Kraftstoffen sieht Grammerstorf ebenfalls als erfüllt an. In Schutzgebieten dürften die Kreuzfahrtschiffe ohnehin nur noch mit Diesel – und nicht mehr mit Schweröl – fahren oder müssen Abgasnachbehandlungssysteme einsetzen, die denselben Effekt haben. Zudem seien bereits elf Schiffe mit Flüssiggasantrieb (LNG) bestellt. Bei diesen stelle sich das Problem mit ultrafeinen Partikeln im Abgas nicht mehr. „Es wird das getan, was wir tun können", bilanziert Grammerstorf.

23 - Was gibt es Neues - Lesen, Informieren

Ich ertappe mich mehrmals im Monat, online nach COPD-Themen zu suchen. Ich frage auch meinen Lungenfacharzt und meine Wahlärztin bzw. meine befreundete Ärztin ständig, ob es neue Medikamente, Behandlungen oder Erkenntnisse gibt. Ich löchere sie geradezu, hier etwas zu erfahren. Eine Neuheit bekam ich von Primararzt Dr. Bernhard Lamprecht sogar zugesandt:

- „Airflow - Im Jahr 2017 in einer medizinischen Studie"

Bei dieser Methode wird untersucht, ob bei Patienten mit mäßig schwerer oder schwerer COPD eventuell Nerven in den Atemwegen überaktiv sind. Diese können zu einer Verengung der Atemwege führen und bewirken, dass zu viel Schleim produziert wird, was wiederum Kurzatmigkeit, Husten oder Giemen *(Rasselgeräusch der Lunge)* zur Folge haben kann. Es gibt momentan Medikamente, die diese Nerven vorübergehend blockieren. Im Rahmen der Studie sollen Sicherheit und Leistung eines noch in der Prüfphase befindlichen Verfahrens beurteilt werden. Es wird dabei versucht, diese überaktiven Atemwegsnerven zu unterbrechen. Nach erfolgter Unterbrechung der Atemwegsnerven kann es sein, dass dem Patienten das Atmen spürbar leichter fällt. Dies geschieht anhand eines nicht operativen Verfahrens, das in einem Krankenhaus durchgeführt wird. Es dauert ungefähr eine Stunde. Dabei wird ein Spezialkatheter durch ein Bronchoskop in die Lunge eingeführt. Der Spezialkatheter gibt eine als Hochfrequenz-Energie bezeichnete elektrische Energieform an die Nerven an der Außenseite der Atemwege ab und ist vorgesehen, die Atemwegsnerven zu unterbrechen. Danach werden Katheter und Bronchoskop wieder entfernt. Mit dem Stand vom 1.

Quartal 2017 gibt es in Österreich und Deutschland einige Krankenanstalten, an denen diese Studie durchgeführt wird.

Informationen: www.airflowtrial.com

24 - Ratschläge auf zehn Seiten

- COPD ist unheilbar und nicht zu unterschätzen
- Rauchstopp sofort
- Bewegung und Training sofort starten (Rad/Ergometer, Krafttraining, Yoga, Schwimmen, Nordic Walking, Leichtes Wandern)
- Medikamente regelmäßig und nach Bestimmung des Arztes nehmen
- Offenes Verhältnis zum Arzt
- Fragen, Fragen, Fragen und merken, was der Arzt sagt
- Zuviel Essen ist nicht gut
- Auf Ernährung achten - viel Gemüse, Vitamine
- Alkohol meiden oder einschränken - ein „Genuss-Glas" zu gutem Essen sollte jedoch gehen.
- Tagebuch oder Buch der Erkenntnisse der COPD führen
- Behindertenausweis beantragen
- Alle Fördermöglichkeiten checken (BM für Soziales)
- Lebenspartner einbinden
- Notfallpaket immer dabei haben
- Jeden Ausgang vorausschauend planen
- Urlaube auf COPD-Tauglichkeit vorausgehend checken
- Fluglinien vorher informieren, dass man COPD-Patient ist und möglicherweise einen Sauerstoffkonzentrator mitführen und benützen muss.
- Kreuzfahr-Redereien ebenfalls vor Buchung informieren und checken, ob es eine Krankenstation an Bord gibt, bzw. ob diese für COPD-Patienten Medikamente mitführt.

Empfehlenswerte REHA in Weyer

Ein Erfolgserlebnis war auch mein REHA-Aufenthalt in Weyer (Oberösterreich). Dort befand ich mich in guten Händen und machte Fortschritte. Sehr empfehlenswert.

Atemphysiotherapie, Ausdauertraining, Bäder, Elektrotherapie, die Ergo-Einzeltherapie, der Gehtest, Labor mit Harn und Stuhlproben und Massagen standen auf dem Programm. Dazu eine ausgewogene Ernährung, die auch sehr gemundet hat.

Abwechslung verschaffte sich ein Teil der Patienten auch mit Nordic Walking, Physio-Einzeltherapie oder in der Gruppe sowie Qi Gong.

Unvergesslich sind mir die Ausdauertrainingseinheiten, weil ich gut vorbereitet mit dem daheim stehenden Ergometer nach Weyer kam. Ich bekam viel Anerkennung für meine guten Leistungen.

Den von Patienten gefürchteten Geh-Test im Untergeschoss über eine doch anstrengende Distanz bestand ich relativ souverän.

Die Atemphysiotherapie zeigte mir Übungen, wie man sich das Leben erleichtern kann.

Stiegen steigen – kostenloses Training – aber effizient.

Dass dann auch noch mein mich ewig begleitender „Horror" mit dem Stiegensteigen auf dem Programm stand, wandelte sich für mich vom gefürchteten Szenario zum Erfolgserlebnis, das mir die Therapeutin auch immer wieder bestätigte.

Meine Kalkulation waren ein bis maximal zwei Stockwerke. Sie pushte mich mich weiter, forderte mich heraus, ich musste dabei auf meine Atmung achten - und schaffte vier und fünf Etagen. Seither ist wie in diesem Buch beschrieben die Treppe täglich einmal mein Trainingsgerät in mein Homeoffice. Von den fünf Stockwerken werden nie alle mit dem Lift gefahren. Ich beginne aus der Tiefgarage kommend immer wieder meine Herausforderungen mit dem Minimalziel zwei Etagen und steigere mich oft auf drei, manchmal auf vier und im Topzustand sogar bis vor meine Tür im fünften Stock.

Singen als Training

Ein sehr gutes Training lernte ich auch mit dem Singen kennen. Mir fiel der berühmteste COPD-Patient Roland Kaiser ein (der mittlerweile Dank neuer Lunge seine Karriere wieder fortsetzt/Anmerkung). Der deutsche Schlagerkönig musste im TV sogar Auftritte absagen, was mir hinter dem Mikrofon ja beim ORF stets erspart geblieben ist.

Wir saßen also mit einer die Gitarre spielenden Therapeutin im Kreis und sangen nach ihren Anweisungen. Gemeinsam wurde die Gruppendynamik dieser Gesänge forciert, das Ergebnis war musikalisch nicht unbedingt TV-tauglich. Aber das Training der Atemmuskulatur war umso besser. Leider wurde die Gruppe mit jedem Training kleiner, weil womöglich die Lieder nicht so gut angekommen sind. Mir war das egal, ich sang inbrünstig alles mit und ging von den Einheiten mit dem Gefühl, besser und leichter atmen zu können.

Seither singe ich beim Autofahren und denke mir nichts dabei, wenn an der Ampel jemand zu mir herüberschaut. Die Freisprech-Einrichtung hat hier ihre Vorteile, weil der Verkehrsnachbar wohl denkt, ich telefoniere...

Rauchentwöhnung

Für die Raucher gab es auch Rauchentwöhnung mit begleitenden Maßnahmen und einem Medikament (Champix), das mir von den Erzählungen der Mit-Patienten interessant erschien.

Laienhaft ausgedrückt, muss man die Tabletten zum Rauchen einnehmen, damit sich der Wirkstoff auf die Drüse im Gehirn setzen kann, die für die Rauchimpulse verantwortlich ist. Der dorthin transportierte Wirkstoff beginnt dann seine Arbeit und minimiert die Rauchgelüste, während der Raucher täglich seine Ration Tabletten einnimmt. Am Ende der Packung siegt das Medikament über den Impuls zu rauchen. Dennoch muss hier auch der Willen eine Rolle spielen. Aber laut der geäußerten Erfahrungen der Entwöhnungswilligen in Weyer funktioniert dieses Medikament besser und nachhaltiger als alles bisher dagewesene...

Auch bezüglich der REHA in Weyer empfehle ich ein Erstgespräch mit dem Lungenfacharzt und einen Blick auf die Homepage **ska-weyer.at**

Oder Sie „googeln" Lungenheilanstalten in Österreich oder Deutschland.

Gradierwerke sind hilfreich für COPD-ler und Asthmatiker

Gradierwerke sind dort zu finden, wo Salz gewonnen wird. In Österreich etwa in Bad Dürnberg bei Hallein oder in Bad Ischl. Im Thermalbad Bad Ischl schwimmt man direkt in ein Gradierwerk und sitzt dort um beim Entspannen Gutes für die Lunge zu tun. Gradierwerke werden traditionell oft zu Kurzwecken betrieben und sind deshalb besonders häufig in Kurorten vorzufinden. In Deutschland und dort im Osten (Thüringen) oder Bayern (Bad Reichenhall oder Bad Salzungen) finden sich bekannte Gradierwerke

So funktioniert es: Durch die herabrieselnde Sole wird die Luft in der Nähe des Gradierwerks mit Soletröpfchen und Salzaerosol angereichert, die Wassertröpfchen binden Partikel in der Luft.

Dies wirkt sich ähnlich wie bei Seeluft beispielsweise bei Pollenallergikern, Asthmatikern und COPD-Patienten positiv aus.

Durch das Einatmen salzhaltiger Luft werden die Atemwege befeuchtet und die Wandungen der Atemorgane positiv beeinflusst. Des Weiteren besitzen die feinen Salzkristalle eine sekretlösende Wirkung, reinigen die Atemwege intensiv von Bakterien und lassen die Schleimhäute abschwellen. Viele Ärzte und Heilpraktiker empfehlen aus diesen Gründen einen längeren Aufenthalt an der See oder in Kurorten, welche sich den Effekt der Gradierwerke zu Nutzen gemacht haben. Nebenbei: Sie sind auch sehenswert.

Ernährung für COPD-Patienten

Ich habe die Erfahrung gemacht, dass auch zu viel Essen die Atmung massiv erschweren kann. Ein voller Magen drückt jeden Menschen, COPD-Kranke drückt er auch. Denn die untere Lungenpartie spürt diesen Druck massiv. Also lieber weniger und dafür öfter essen...

• Vielseitig essen - keine eintönige Ernährung, weil der Körper sämtliche Nährstoffe braucht.

• Getreideprodukte und Kartoffeln wie Brot, Nudeln, Reis (Vollkorn ist vorteilhaft) enthalten kaum Fett, sind aber reich an Vitaminen und Mineralstoffen, Spurenelementen und Ballaststoffen.

• Nimm 5x Obst und Gemüse am Tag

Fünf Portionen Obst und Gemüse sollten am Speiseplan des COPD-Patienten stehen - möglichst frisch, nur kurz gegart - oder als Zwischenmahlzeit. Das bringt dem Körper Vitamine, Mineralstoffe und sekundäre Pflanzenstoffe

• Milch und Milchprodukte - aber bitte fettarm

• Fisch 1x bis 2x wöchentlich

• Fleisch, Wurst, Eier in Maßen. Wenn es COPD-ler schaffen, wöchentlich mit 300 bis 600 Gramm Fleisch auszukommen - auf 2 bis 3 x die Woche aufgeteilt, sind sie gut unterwegs.

• Wenig Fett, wenig fettreiche Lebensmittel

60-70 Gramm Fett pro Tag wären ideal, davon nur 30 bis 40 Gramm als Streich- oder Kochfett. Achtung vor den versteckten Fetten in Süßigkeiten, Fleisch und Wurst.

Faustregel: Reduzieren Sie den Fettgehalt bei Milch, Joghurt, Käse - achten Sie auf die Angaben der Verpackung.

• Zucker und Salz ebenfalls in Maßen

Vorsicht vor Getränken, die mit Zuckerzusatz hergestellt werden. Mit Eigenkreationen sind Sie auf der sicheren Seite. Tee ist ebenfalls zu empfehlen. Beim Salz verwenden Sie jodiertes Speisesalz oder Sie bevorzugen mehr Kräuter und Gewürze und reduzieren Salz auf diese Weise.

• Viel Trinken - mindestens 2 Liter Wasser, Mineralwasser, Kräuter- oder Früchtetees, Obst- und Gemüsesäfte. Wenig Alkohol.

• Schonend Kochen

Ich bin Hobbykoch gewesen, nun COPD-Spezialkoch geworden. Faustregel: Möglichst niedrige Temperatur, relativ kurz garen, wenig Fett und wenig Wasser verwenden... Das muss man öfter probieren, dann klappt es.

• Nicht zu heiß, nicht zu kalt, nicht zu scharf essen

• Kaffee und Schwarztee nur in geringen Mengen zu sich nehmen.

• Bevorzugen Sie biologische Lebensmittel

Hinweise: Spirometrie und Behindertenausweis umblättern

Spirometrie

Sie ist ein wichtiger Parameter zur Feststellung des Luftvolumens, das nach maximaler Einatmung innerhalb der ersten Sekunden per kräftigem Atemstoß ausgeatmet werden kann. Da die FEV1 ebenso wie die Vitalkapazität von Größe, Körpergewicht und Alter abhängig ist, wird sie statt in Litern oft in Prozent des für den Patienten vorausberechneten Normalwertes angegeben.

Während eine gesunde Lunge einen FEV1-Wert um 100 Prozent erzielt, deuten Werte von 80 Prozent und tiefer bereits auf eine krankhafte Verschlechterung der Atemfunktion hin.

COPD-4-Patienten, also jene mit der höchst möglichen Stufe, kommen oft nicht einmal mehr auf 30 Prozent oder sie bleiben sogar auch deutlich unter diesem Wert.

Das benutzte Gerät nennt sich Spirometer. Der Patient atmet unter Anleitung in das Spirometer, das dann die einzelnen Parameter der Lungenfunktion automatisch auswertet.

Es ist sinnvoll, sich im Rahmen der periodischen Spirometrie über den jeweiligen FEV1 zu erkundigen. Der Lungenfacharzt hält diese Akten in der Patientendatei fest. Sich selbst ebenso Notizen zu machen, schadet nicht. Kleine prozentuelle Verbesserungen des FEV1 sind oft für den COPD-Kranken ein großer Motivationsfaktor, dass er in die richtige Richtung arbeitet. Umgekehrt sind schlechtere Werte ein Signal, jetzt etwas zu bewegen oder zu ändern.

Zieht der Patient angesichts des FEV1 ins Kalkül, wie er die Wochen vor dieser Spirometrie gelebt hat, ob er etwa krank oder gut beisammen war oder vielleicht über die Stränge geschlagen hat, so kann er daraus Schlüsse ziehen, was zum nächsten „Spiro-Termin" zu machen ist. Etwa Atemtraining, Aerosole tanken, viel frische Luft, vielleicht am Meer. Rauchen abstellen. Vielleicht geht er aber auch mit den Medikamenten etwas sorglos um, so kann er hier System in die Einnahme bringen und sich das COPD-Leben somit selbst leichter machen.

Sowohl für den Lungenfacharzt als auch für den Patienten selbst ist es vorteilhaft, wenn die Spirometrie stets unter gleichlautenden Voraussetzungen absolviert wird. Es bringt kaum Erkenntnisse, wenn ich als Patient einmal zur Spiro gehe und habe vorher mein zu inhalierendes Medikament benützt. Beim nächsten Mal verzichte ich auf diese Erleichterung, dann wieder doch nicht. Klar, dass dann die Werte unterschiedlich ausfallen und man so vielleicht einer falschen Einschätzung unterliegt.

Was bringt der Behindertenausweis?
Alle Informationen online:
www.sozialministeriumservice.at

Hier erfahren Sie alles über etwa den pauschalierten Steuerfreibetrag ab 25 Prozent Behinderung (ausgenommen bei ganzjährigem Pflegegeldbezug) und/oder Diätverpflegung (mit entsprechender Zusatzeintragung im Behindertenpass). Weiters über die Gratis-Autobahnvignette, den Parkausweis, die Befreiung der motorbezogenen Versicherungssteuer, Mautermäßigungen, Mitgliedsermäßigungen bei Autofahrerklubs, Fahrpreisermäßigungen bei den ÖBB und dem Verkehrsverbund. Sogar über den Euro-Key-Schlüssel zur Benützung von WC-Anlagen für behinderte Menschen. Sie finden auch Informationen über eventuelle Befreiungen von Studiengebühren und darüber, dass Versicherte bei der Gewerblichen Sozialversicherung bei einer Behinderung ab 50 Prozent eine Befreiung vom Selbstbehalt genießen. Letztlich sind dort auch Informationen über Ermäßigungen beim Besuch von Freizeit- und Kultureinrichtungen zu finden.

25 - Sexleben mit COPD – die Chance für die Beziehung

• Reduziertes Verlangen • Lustlosigkeit und Angst vor dem Versagen • Positive Aspekte • Wie es funktionieren kann

Es ist wie mit dem Sport, Skifahren, Wandern oder Radfahren. Bei COPD-Patienten jeden Alters reduziert die Angst oft den Tatendrang. Beim Sexualleben kommt als Verstärker die Angst vor dem Versagen dazu. Du verspürst zwar nach wie vor die Lust auf Nähe, und Zweisamkeit, doch diese „Freundin COPD" scheint, sinnbildlich gesagt, etwas dagegen zu haben.

Kaum entwickelt der Kopf ein Szenario für zärtliche Momente und ein Prickeln wie einst im Mai, schaltet er auch schon auf Angst vor dem Versagen um. Frust ersetzt die Lust. Die jüngst erlebten Atemprobleme im Alltag verschaffen sich Dominanz im Denken und verdrängen den Wunsch zur sexuellen Aktivität. Auch der Partner, die Partnerin, empfindet womöglich ähnlich. Da keimt auch eine andere Art von Angst auf, dass nämlich der COPD-Partner beim Sex wegen Atemnot vielleicht Schaden erleidet - und es sogar schlimmer kommen könnte.

Am Ende stehst Du vor einem selbst im Kopf entwickelten Scherbenhaufen. Das Empfinden dominiert plötzlich, dass deine Sexualität lahmgelegt ist. Depressionen machen sich breit. Das geht nicht spurlos an einem vorbei - und auch nicht am gesunden Partner. Oft kommen dann auch bald von der Gegenseite keine Initiativen mehr.

Offenheit in der Partnerschaft ist im Zusammenhang mit der Sexualität die bessere Lösung. Sie ist sogar eine Chance für die Beziehung.

Das Gespräch miteinander kann fruchtbar sein - im wahrsten Sinn des Wortes. Diese gemeinsame Suche nach Lösungsmöglichkeiten bewirkt nicht selten sogar schon in diesen Momenten das Aufkeimen von Lust.

Wenn jetzt die geänderten Rahmenbedingungen bekannt und kein Hindernis mehr sind, wenn Rücksicht eingebunden ist, die Nasenblende des Sauerstoffgerätes oder -konzentrators als nicht störend empfunden wird und die Wirkung der Medikamente optimal zur Versorgung mit Atemluft greift, was bitte soll dann noch schiefgehen?

Die Vorgangsweise verändert sich naturgemäß. Mir fällt der Vergleich mit dem Skifahren in Kärnten ein, wo ich außer Atem im Steilhang „gerade noch" abschwingen konnte und mich mein Freund als „schnaubender Wolf" bezeichnete. Obwohl ich ein guter und relativ rasanter Skifahrer war, musste ich die Rahmenbedingungen ändern. Ich vereinbarte mit meiner Partnerin, einer fortgeschrittenen Ski-Anfängerin, ihr künftig langsam vorzufahren. Sie freute sich und genoss das Skifahren viel mehr. Und ich musste auf mein Skivergnügen nicht verzichten. Wir beide zogen also unsere Vorteile daraus, obwohl ich wegen COPD nicht mehr meine eigenen Spuren in den Schnee ziehen konnte. Am Ende der gemeinsamen Abfahrten - mir reichten ohnedies deren zwei und ihr auch - hatten wir viel zu reden, wir lachten und genossen das Erlebnis. Es verband uns.

Lege ich diesen Vergleich aus dem Skifahren auf die gemeinsamen sexuellen Aktivitäten um, so geht es auch hier um den Konsens, um beiden Erfüllung zu geben. Der gesunde Mann tickt ja grundsätzlich etwas anders als die Frau. Die Vorstellungen vom Vorspiel unterscheiden sich nicht selten in dessen Länge und bezüglich der Handlungen. Ich habe als COPD-Patient die Änderungen zugelassen. Das ist Voraussetzung. Unter den neuen Vorzeichen kann ich als Mann mit COPD diesen Zärtlichkeiten viel mehr abgewinnen. Die körperliche Nähe, das Umarmen, Schmusen, Küssen und Streicheln haben jetzt Vorrang, nicht der schnelle Vollzug. Es entsteht eine für beide Seiten vorteilhafte Situation. Ich schenke und gewinne viel mehr „Zeit ohne Anstrengung" und komme nicht außer Atem. Die Partnerin genießt - und ich natürlich auch. Beide gehen wir aufeinander ein und empfinden mehr, was uns „auf Touren bringt". In dieser Situation wirst du angenehm blind für „Nebengeräusche", das wiederum minimiert die Angst auf ein mögliches Versagen.

Die Dinge beginnen zu laufen, wenn auch gewisse Praktiken und Stellungen nicht mehr funktionieren, ohne völlig außer Atem zu kommen und alles vorzeitig zu beenden. Wichtig ist hier auch das Bewusstsein, dass diese Hingabe verbunden mit Leidenschaft nicht zwingend in einem Orgasmus enden muss. Wenn ja, ist das okay, wenn nicht, ist schon alleine die Vertrautheit, die Zweisamkeit und schlussendlich das gemeinsame Erleben mit Entspannung und innerer Ruhe verbunden.

Wer also in der Lage ist, einige Treppen zu steigen, wandern zu gehen oder leichten Atemsport betreibt, dem ist das sexuelle Erleben nicht verwehrt. Wenn die Medikamente gerade gut ihre Wirkung zeigen, ist die Chance gekommen. Diesen Zeitpunkt wissen COPD-Patientinnen und -Patienten selbst am besten. In der Regel ist es jedoch rund eine Stunde nach der Einnahme der Medikamente.

Der „Berodual-Spray" - also ein die Bronchien erweiterndes Dosier-Aerosol – liegt in Griffbereitschaft. Wer sauerstoffpflichtig ist und sich ohne unsicher fühlt, setzt diese Therapie auch beim Sex fort. Der Partner, die Partnerin, fühlt sich davon nicht gestört.

Sinnvoll ist es, dem (gesunden) Partner die Führung zu überlassen um nicht selbst ständig in sich hineinhören zu müssen, ob nun schon die Atemnot kommt. Das lenkt ab und ist ein Liebeskiller. Ein wenig mehr Atemintensität vergleichbar dem Aufwand leichter sportlicher Aktivität ist aber von Reiz für beide.

Originell ist ja auch die Tatsache, dass auch die gesunden Paare beim Sex außer Atem geraten. Sich das vorzustellen und es auch für sich als als gegeben zu reklamieren, zaubert schon mal ein „Lächeln danach" auf die Lippen.

Mit einem Schuss Humor betrachtet und doch ernst gemeint ist diese Warnung: Wenn Sauerstoff im Spiel ist, dann ist die „Zigarette danach“ gefährlich. Sauerstoff ist hoch explosiv...

Einige der Medikamente, deren Einnahme die COPD verlangt, können auch die sexuelle Leistungsfähigkeit mindern. Wer das feststellt, wendet sich vertrauensvoll an seinen Lungenfacharzt.

Ende.